하루 5분,
약을 쓰지 않고
혈압을 낮추는 방법

하루 5분

약을 쓰지 않고
혈압을
낮추는
방법

가토 마사토시 지음

이선정 옮김

THE NAN
더난콘텐츠

더 이상 혈압약과 저염식에 휘둘리지 않는다

 이 책을 선택해준 독자 여러분에게 깊은 감사 인사를 전한다. 건강검진 결과 혈압 수치가 높아서 혹시 몰라 진찰을 받았더니 앞으로는 혈압약을 복용하라는 말을 듣고 평생 약을 먹어야 하나 싶어서 불안해진 사람, 고혈압 증세가 있으니 염분 섭취를 줄여야 한다고 권유받았지만 싱겁고 밍밍한 저염식을 최대한 먹고 싶지 않은 사람이라면 부디 이 책을 필독하기 바란다.

 결론부터 이야기하자면, 혈압약에 의존하기 전에 스스로 혈압을 다스릴 수 있는 방법은 아주 많다. 안일하게 약을 먹는 쪽이 오히려 쉽게 피로해지고 건강을 해치며 노화를 촉진시킬 위험이 높다. 혈압의 역할을 바르게 이해하게 되면, 우리 몸에 혈압을 정상적으로 조절하는 기능이 분명히 존재한다는 점을 깨닫게 될 것이다. 그리고 나는 이 모든 것들을 앞으로 이 책에서 보다 자세히 설명할 예정이다.

우선 일본의 고혈압 실태를 살펴보자(그림 1 참조). 후생노동성은 3년마다 실시하는 조사를 통해 각 질환별로 지속적인 치료를 받는 환자 수를 추정해 발표하는데, 2014년의 고혈압성 질환 환자는 1,010만 8천 명이었다. 2위인 치은염 및 치주 질환의 331만 5천 명, 3위인 당뇨병의 316만 6천 명과는 단위부터 다른 독보적인 1위다.

2014년의 고혈압 환자는 직전 조사보다 약 105만 명 증가했다. 성별로 보면 남성은 445만 명, 여성은 567만 6천 명으로 직전 조사와 비교해 남성은 63만 명, 여성은 42만 명이 늘었다. 압도적인 환자 수 1위다. 가히 '국민병'이라고 부를 만하다.

40~50대가 되면 건강검진 결과 혈압이 문제라는 대화가 많아진다. "고혈압을 방치하면 심근경색이나 뇌졸중처럼 생명

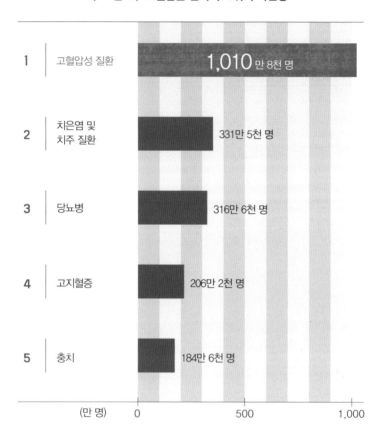

/ 그림 1 / **고혈압은 환자 수 1위의 국민병**

순위	질환	환자 수
1	고혈압성 질환	1,010만 8천 명
2	치은염 및 치주 질환	331만 5천 명
3	당뇨병	316만 6천 명
4	고지혈증	206만 2천 명
5	충치	184만 6천 명

(만 명)   0   500   1,000

후생노동성이 2014년 10월 21일부터 23일까지 총 3일 중 무작위로 추출한 의료시설별로 조사. 지속적으로 치료 중인 환자를 추산한 결과, 고혈압성 질환 총 환자 수는 1,010만 8천 명으로 1위였다.

을 앗아가는 중대한 질환으로 이어질 수 있습니다."라는 의사
의 말에 혈압약을 마지못해 먹는 사람도 적지 않다.

하지만 혈압이 높으니 약으로 내리자는 현재의 일반적인 대
처법은 몸에서 일어나는 문제를 해결하지 못할뿐더러 더 무서
운 질환의 위험 신호마저 지워버릴 가능성이 있다.

✦ 약사가 말해야 한다

독립해서 회사를 세우기 전에, 나는 제약회사를 다니며
10년 동안 연구, 개발, 학술 등의 직무를 경험한 뒤 혈액 관련
제품 매니저를 담당했다. 그때 몸의 상태가 여실히 드러나는
혈액에 깊은 관심을 가지게 되었다.

제약업에 종사하면서 의료 현장을 직접 보고 느낀 점은 약
은 모든 병을 고치는 만능 치료법이 아니라는 사실이다. 결국
약의 효능은 증상을 멈추는 것이 전부다. 혈압약을 예로 들면
그저 혈압 내리기가 목적일 뿐이다.

타박상처럼 몸이 붓고 아픈 급성 증상이나 뇌전증처럼 발
작을 억눌러야 하는 선천적인 질환이라면 분명 약을 통해 증
세를 다스릴 수 있다. 이런 것이야말로 약의 훌륭한 효능이다.

하지만 증상이 꾸준히 지속되는 만성질환은 어떨까? 병원에 가면 고혈압은 일종의 체질과 같으니 평생 약을 먹어야 한다며 당연한 듯 혈압약을 처방한다. 이 지점에서 잠깐 멈추고 생각해보자. 과연 혈압이 높다는 이유만으로 약을 복용해야 할까? 혈압 상승이 심장이나 뇌의 위험 상황을 알리는 신호라면 어떨까? 그런데도 손쉽게 약을 써서 혈압을 내린다면 심각한 질환의 징후를 놓치는 꼴이 된다.

만성질환이란 언제 나을지 모른다는 점에서 결승선이 없는 달리기와 같다. 만성질환 때문에 약을 처방받을 때는 장기 복용에 따른 부작용도 반드시 따라온다는 점을 기억해야 한다.

✦ 약은 온몸의 세포에 작용한다

두통약은 머리에만 든다고 생각하기 쉽지만 실제로는 온몸의 세포에 작용한다. 그렇기 때문에 같은 약인데도 두통, 치통, 생리통에 효과가 있는 것이다. 마찬가지로 혈압약도 혈압을 내리기 위해 온몸의 혈액을 돌면서 각 세포에 침투하기 때문에 장기적으로 복용하면 심장, 혈관, 간, 신장에 부담을 준다.

약사로서 단언컨대, 장기간 복용했는데 부작용도 없고 몸에 전혀 영향을 주지 않는 약이란 세상에 없다. 게다가 인체에는 내성이 있다. 잠을 쫓는 커피 속 카페인도 계속 마시면 효과가 없듯이, 혈압약을 장기간 복용하면 점점 내성이 생겨서 효과가 떨어지기 때문에 꾸준히 더 강한 약으로 바꿔야 한다는 점도 우려스럽다.

의사는 몸에 생긴 질환의 치료법을 공부하지만 의약품 전문가는 아니다. 실제로는 제약회사가 병원에서 개최하는 강연회를 통해 약에 대해 공부한다. 제약회사는 당연히 자사의 약이 얼마나 효과적인지에 관한 장점을 중심으로 설명한다. 단점 설명에 들이는 시간은 굉장히 짧은 데다 가능하면 두루뭉술하게 숨기려는 것이 본심이다. 상황이 이러니 아무리 숙련된 의사라도 스스로 찾아서 공부하지 않으면 해당 약의 부작용을 잘 모르고 처방하는 경우가 많다.

한번 생각해보자. 병원은 원래 병을 고치는 곳이다. 그러니 의사의 최종 목표는 환자가 병원에 오지 않도록 하는 것이어야 한다. 하지만 현재의 의료는 어떠한가? 사람들이 병원과 멀어지기는커녕 앞서 소개한 대로 해마다 환자가 늘고 있다. 그 중에서도 고혈압 환자는 죽을 때까지 먹어야 하는 혈압약을 처방받는다. 약사로서 이해가 되지 않을뿐더러 결코 그냥 두고 볼 수 없는 현실이다.

세상에 나온 혈압 관련 책의 저자는 대부분 의사다. 하지만 이 책에서는 의학이 아닌 약학의 관점에서 혈압에 관한 정보를 정확히 전달하고자 한다. 고혈압을 내버려두면 뇌와 심장이 망가진다며 병원에서 으름장을 놓더라도 용기를 내서 "당분간 상황을 지켜본 다음에 치료해주세요."라며 거절한 뒤 스스로 혈압을 관리할 수 있도록 독자 여러분을 이끌고 싶다. 물론 중대한 질환으로 이어질 만한 간과해서는 안 될 고혈압이 무엇인지도 분명히 짚고 넘어갈 테니 안심하기 바란다.

✦ 저염식은 필요 없다

본문에서는 염분과 혈압의 진실에 관해서도 다룰 것이다. 염분 섭취와 고혈압은 아무 상관이 없다는 연구 결과가 계속 보고되고 있다. 예전부터 고혈압을 예방하려면 염분 섭취를 줄여야 한다는 건강법이 꾸준히 강조됐고, 그 때문에 일본인의 염분 섭취량은 50년 전의 절반으로 줄었다. 그런데도 고혈압 환자가 해마다 증가하는 이유는 무엇일까?

사실 혈압을 상승시키는 것은 소금에 함유된 염화나트륨이다. 이에 이 책에서는 건강한 식생활을 위해 염화나트륨 함유량이 적은 천연 소금 고르는 방법을 설명한다. 더 이상 '저염식은 건강식'이라는 말에 사로잡혀 밍밍한 식사를 하지 않아도 된다. 맛있게 먹으면서도 충분히 혈압을 조절할 수 있는 것이다.

약이란 본래 병을 고치기 위한 것이다. 그런데 현재의 약은 복용하는 사람의 몸을 치유하지 못하고, 심지어 의료 현장에서는 평생 먹어야 하는 약을 끝없이 처방하고 있다. 이러한 현실에 의문을 느낀 나는 21년 전에 제약회사를 나와서 독립했고 서양의학, 동양의학, 식사, 운동 등 다양한 측면에서 몸과 마음을 보살피는 예방 의료를 실천해왔다.

이 책에서는 그중에서도 고혈압 극복을 위해 꼭 추천하고 싶은 두 가지 방법을 소개한다. 바로 강압 지압과 강압 스트레칭이다. 강압 지압은 뇌와 자율신경을 자극해 지압 즉시 혈압을 떨어트리는 효과가 있다. 강압 스트레칭은 나이와 함께 저하된 심폐기능과 혈관의 유연성을 되돌려 혈압 상승을 막고 고혈압 체질을 개선하는 근본적인 치료 요법이다. 혈압을 어떻게 다뤄야 하는지 정확히 이해하고 이 두 가지 방법만 제대로 실천한다면, 고혈압, 저염식, 혈압약에 휘둘리는 스트레스에서 틀림없이 해방되리라 믿는다.

CONTENTS

시작하는 글 더 이상 혈압약과 저염식에 휘둘리지 않는다 • 4

1장 지금 당장 혈압을 낮추는 두 가지 방법

혈압을 낮추는 우리 몸속 지압 포인트 • 18

손에 있는 즉효 경혈, 합곡 • 20

확실하게 효과를 보는 지압 요령 • 22

목에 있는 즉효 경혈, 인영 • 24

강압 지압으로 효과를 본 사람들 • 26

화와 스트레스를 다스리는 예방법 • 28

고혈압 체질을 개선하는 강압 스트레칭 • 32

폐와 혈관 나이 자가 진단 테스트 • 34

부위별 강압 스트레칭 여덟 가지 • 36

2장 잘못 알고 있는 고혈압 상식이 건강을 망친다

고혈압 환자에게 일어나는 일 • 50

고혈압 기준치는 누가 언제 정하는가 • 54

고혈압이 심장과 뇌를 손상시킨다는 근거 • 60

혈압 상승은 노화에 따른 자연현상이다 • 64

혈압을 약으로만 내리는 치료는 위험하다 • 69

주의해야 할 위험한 고혈압 유형 • 74

3장 고혈압은 약으로 낫지 않는다

일본에서 가장 많이 소비되는 약은 혈압약 • 84

만성질환은 약으로 낫지 않는다 • 88

고혈압 치료와 뇌경색의 상관관계 • 92

약으로 혈압을 내리면 머리가 멍해지는 이유 • 96

주요 혈압약과 주의해야 할 부작용 • 102

4장 고혈압은 저염식으로 낫지 않는다

고혈압에 저염식이 좋다는 근거 • 110

염분 섭취량과 고혈압의 상관관계 • 114

우리 몸에는 과잉 염분을 배출하는 기능이 있다 • 119

정제염과 다른 소금의 차이 • 123

5장 단 1분 만에 혈압이 떨어진다

지압을 하자마자 혈압이 떨어지는 이유 • 130

올바른 지압법의 중요성 • 135

폐와 혈관에 작용해서 체질을 바꾼다 • 138

생활습관병의 90퍼센트는 운동 부족이 원인이다 • 145

강압 스트레칭의 놀라운 효과 • 149

6장 고혈압과 완전히 멀어지는 여덟 가지 습관

습관 1 혈압강하제는 슈퍼마켓에서 산다 • 156

습관 2 천연 이뇨제인 차를 마신다 • 161

습관 3 천연 소금으로 바꾼다 • 164

습관 4 육류를 섭취해 혈관과 근육의 젊음을 되찾는다 • 166

습관 5 뇌에 작용하는 강압 아로마로 마음의 피로를 푼다 • 171

습관 6 간단하게 혈압을 내리는 좌선 호흡법 • 177

습관 7 남자는 소리치고 여자는 수다를 떤다 • 180

습관 8 아침과 밤에 혈압을 잰다 • 182

마치는 글 누구나 스스로 치유할 수 있는 힘이 있다 • 184

1

지금 당장
혈압을 낮추는
두 가지 방법

혈압을 내리려면 단 두 가지 방법만 실천하면 된다. 첫째는 강압 지압인데 갑자기 혈압이 올라서 곤혹스러울 때 그 자리에서 바로 혈압을 내리는 대처요법이다. 두 번째는 강압 스트레칭으로 심폐기능과 혈관을 젊게 유지하는 근치요법이다. 짧은 시간에 확실한 효과를 볼 수 있는 방법들이다.

혈압을 낮추는
우리 몸속 지압 포인트

뇌에 작용해 자율신경을 조절한다

지압의 효과를 간단히 설명하면 '막혀있던 신경의 길을 열어 우리 몸에 필요한 정보의 흐름을 개선하는 것'이다. 운동 부족으로 몸이 굳으면 신경을 타고 흐르는 전기 신호가 몸속 곳곳에 전달되지 않을뿐더러 특히 신경이 교차되는 지점에서 정체를 빚게 된다. 이때 경혈을 지압하면 막혔던 신경이 뚫리고 혈압을 조절하는 자율신경기능도 회복된다. 그 결과 즉각적으로 혈압이 내려간다.

지압, 이럴 때 활용하자

혈압이 오르기 쉬운 시간대

혈압을 즉시 떨어뜨리고 싶을 때 가장 알맞은 방법이 바로 지압이다. 대표적으로 아침 시간대가 있는데, 잠에서 깨 측정한 혈압이 평소보다 높을 때 지압을 하면 금세 수치가 내려간다. 심장이 두근거리거나 숨이 가쁠 때, 갑자기 얼굴로 열이 올랐을 때도 효과를 볼 수 있다. 언제 어디서나 실천할 수 있는 것이 지압의 장점이다.

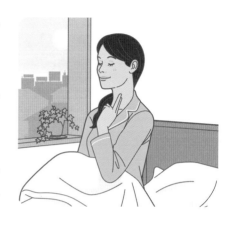

스트레스를 받았을 때

화가 치밀어 붉으락푸르락한 상태에서 혈압을 재면 놀랄 만큼 수치가 높게 나온다. 너무 화가 나서 흥분했을 때는 지끈지끈 머리가 아프기도 하다. 이렇게 스트레스를 받았을 때야말로 지압이 필요한 순간이다. 곧바로 부교감신경을 활성화시켜서 몸과 마음의 안정을 되찾아주기 때문이다.

후우

합곡(合谷)

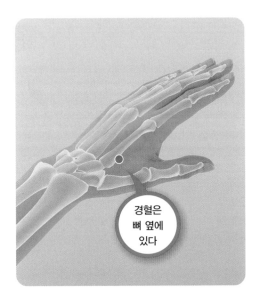

경혈은
뼈 옆에
있다

자극해야 할 신경은 뼈 바로 옆을 지난다

경혈을 찾을 때는 뼈가 열쇠다. 경혈의 대부분은 신경이 교차하는 지점
에 있는데, 신경은 뼈의 보호를 받듯이 뼈 바로 옆을 지나기 때문이다.
예를 들어 손등에 있는 합곡을 찾는 기준은 엄지손가락과 집게손가락
의 뼈다. 이 두 뼈가 만나는 지점을 짚어보자. 그곳에서 집게손가락의
뼈 옆면을 만졌을 때 약간 움푹한 곳이 합곡이다.

지압은 올바른 곳을 짚어야 효과를 발휘한다. 가장 손쉽게 찾을 수 있는 합곡 지압을 통해 경혈의 위치를 정확하게 찾는 요령을 익혀보자.

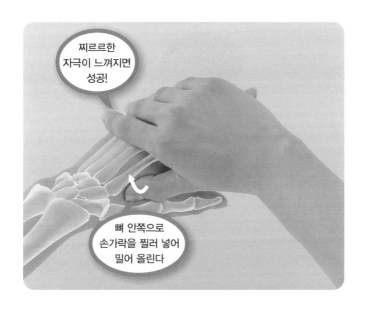

손가락을 찔러 넣어서 밀어 올린다

경혈의 위치를 파악했다면 그다음은 누르기만 하면 된다. 하지만 그냥 누르면 효과가 없다. 지압에서는 경혈을 누르는 각도도 매우 중요하기 때문이다. 단순하게 누르지 말고 뼈의 바로 옆으로 손끝을 찔러 넣은 다음, 그 자리에서 밀어 올린다는 느낌으로 지압해보자.

위치와 각도가 정확히 맞아떨어져 경혈에 자극이 가면 찌르르하고 울리는 느낌이 퍼져나간다. 아프면서도 시원한 감각이 느껴지면 성공이다. 온힘을 다해 꾹꾹 지압할 필요가 전혀 없다.

경혈을 누를 때는 5초 동안 숨을 내쉬기

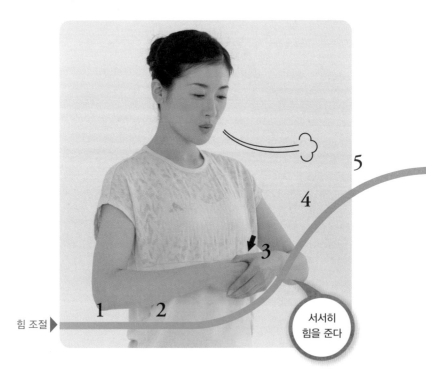

힘 조절 ▶

서서히
힘을 준다

천천히 숨을 내쉬며 누르기

합곡으로 지압 연습도 해보자. 갑자기 힘을 꽉 줘서 누르거나 손을 확 떼는 것은 좋지 않다. 근육을 긴장시켜서 도리어 강압 효과가 사라지기 때문이다. 누를 때는 숨을 내쉬면서 조금씩 힘을 준다. 숨을 내쉬면 부교감신경이 활성화되므로 금방 혈압이 내려간다.

온힘을 다해 꾹꾹 누르면 근육이 긴장하기 때문에 경혈에는 자극이 가지 않는다.
5초씩 리듬에 맞춰 힘을 조절하는 것이 중요하다.

힘을 뺄 때는 5초 동안 숨을 들이마시기

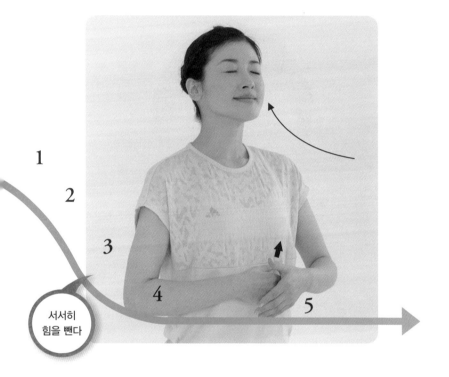

1
2
3
4
5

서서히
힘을 뺀다

천천히 숨을 들이마시며 힘 빼기

경혈을 누르는 동안에는 입으로 가늘고 길게 '후우' 하고 계속해서 숨을 내쉰다. 손가락을 뗄 때도 갑자기 힘을 빼지 말아야 한다. 누를 때 조금씩 힘을 더하는 것처럼, 손을 뗄 때도 5초 동안 조금씩 천천히 힘을 뺀다. 숨은 코로 들이마신다. 신선한 공기를 폐에 듬뿍 보낸다는 느낌으로 들이쉬자. 이어서 다시 '숨을 내쉬며 누르기'로 돌아가 리듬감 있게 3회 정도 반복하자.

인영(人迎)

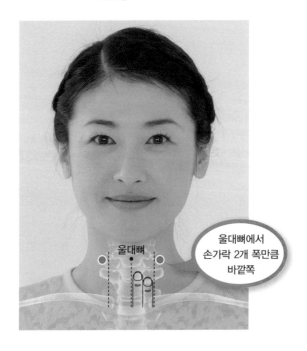

울대뼈

울대뼈에서
손가락 2개 폭만큼
바깥쪽

찾는 방법

먼저 울대뼈의 위치를 확인한다. 울대뼈를 기점으로 좌우 양쪽으로 손
가락 2개 폭만큼 떨어진 곳이 인영이라는 경혈이다. 가만히 눌러보면
두근두근 뛰는 맥박이 느껴진다.

손에 있는 즉효 경혈인 합곡을 지압하는 데 익숙해졌다면, 이번엔 목에 있는 즉효 경혈인 인영을 익혀보자.

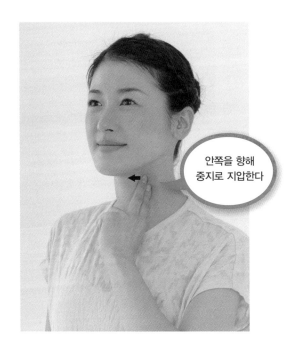

안쪽을 향해
중지로 지압한다

지압 방법

집게손가락과 가운뎃손가락을 나란히 모아서 가운뎃손가락이 인영에 닿도록 준비한다. 목 중심 쪽으로 가볍게 눌러서 맥박을 느껴보자. 숨을 내뱉으면서 호흡이 힘들지 않을 정도의 세기로 5초 동안 천천히 누른 뒤 다시 숨을 들이마시며 5초 동안 조금씩 손을 뗀다. 이렇게 5회 정도 반복하고 반대쪽도 똑같이 지압한다.

참고로 지압은 어떤 경혈이든 5회로 충분하다. 10회, 20회씩 지압해 자극이 반복되면 신경이 마비되어 오히려 효과를 보기 힘들다. 올바른 위치를 차분하게 누르는 것이 요령이다.

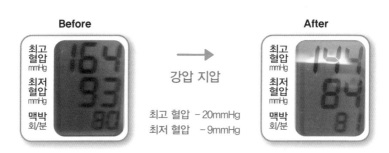

Before **After**

강압 지압

최고 혈압 −20mmHg
최저 혈압 −9mmHg

H·S 씨, 55세 여성 | 스트레스성 고혈압에 효과 만점

40대에는 혈압 고민이 남 얘기인 줄로만 알았다. 하지만 오십 줄에 들어서자 건강검진에서 고혈압을 지적받았다. 담배는 물론 술과도 인연이 없기 때문에 짚이는 것은 업무와 집안일 스트레스였다. 손가락으로 목을 누른다니 처음에는 무서웠지만 숨을 쉬면서 천천히 해봤더니 아무 문제가 없었다. 일하면서 스트레스를 받았을 때 지압했는데 효과 만점! 바로 혈압이 떨어졌다.

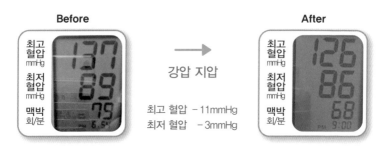

Before **After**

강압 지압

최고 혈압 −11mmHg
최저 혈압 −3mmHg

H·N 씨, 56세 남성 | 지압으로 혈압이 떨어지다니!

51세일 때 몇 년 만에 받은 건강검진에서 고혈압이라는 결과가 나왔다. 최고 혈압이 150을 넘었고 중성지방 수치도 정상 범위 밖이었다. 병원에서 운동과 식생활 같은 생활습관을 개선하라고 조언했지만 좀처럼 실천하기 힘들었고 최고 혈압은 그 뒤로도 140 전후를 왔다 갔다 했다. 지압은 태어나서 처음 해봤는데 반신반의했지만 한 번에 120대로 떨어져서 깜짝 놀랐다. 혈압을 직접 내릴 수 있다니 정말 신기하다.

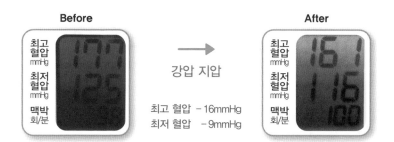

Before / **After**

최고혈압 mmHg
최저혈압 mmHg
맥박 회/분

강압 지압

최고 혈압 −16mmHg
최저 혈압 −9mmHg

A · K 씨, 58세 남성 | 좌우 5회 지압으로 최고 혈압이 16이나 낮아졌다

사무직으로 일하고 담배와 술 모두 남들보다 심한 편이다. 최근 2, 3년 동안 혈압이 200을 넘는 날도 있어서 의사에게 혈압약을 처방받았고, 어떻게든 내 힘으로 낮추려고 지압과 스트레칭을 시작했다. 운동은 지금까지 여러 번 시도해도 습관이 들지 않았는데 지압과 스트레칭은 굉장히 간단하고 금방 끝나서 계속하고 있다. 특히 처음으로 지압했을 때는 사진에 나온 것처럼 최고 혈압이 16이나 떨어져서 동기 부여가 되었다.

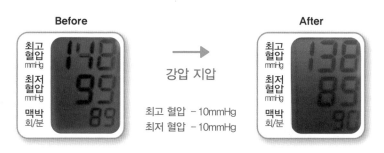

Before / **After**

최고혈압 mmHg
최저혈압 mmHg
맥박 회/분

강압 지압

최고 혈압 −10mmHg
최저 혈압 −10mmHg

T · K 씨, 30세 남성 | 담배와 술을 끊지 못해서 30대인데 혈압이 148

20대부터 회사에서 건강검진을 받았는데 그때마다 의사가 혈압에 주의하라고 했다. 부모님 모두 혈압이 높으셔서 유전 탓일 수도 있지만 생활습관도 안 좋다. 담배와 술 모두 끊지 못한 데다 운동도 안 하고 식사도 불규칙하다. 일도 바쁘다. 그래서인지 해마다 혈압이 오르고 있다. 강압 지압을 처음 했을 때는 효과를 봤다는 느낌이 없었는데 혈압이 가장 잘 오르는 아침에 해봤더니 금세 확 내려갔다. 요즘에는 아침 습관으로 자리 잡았다.

머리를 쥐어짜는 두통에, 천주(天柱)

목과 어깨가 뻣뻣하거나 머리를 썼을 때 찾아오는 두통에 좋다.
근육의 긴장도 풀어준다.

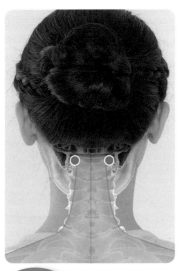

찾는 방법

목과 뒤통수가 만나는 경계이자 머리카락이 시작되는 곳에 있다. 등에서 목 중심을 향해 뻗은 큼직한 근육이 승모근인데, 이 승모근의 바로 바깥쪽에 좌우로 있다.

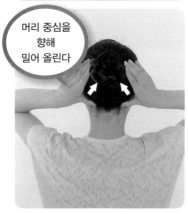

머리 중심을
향해
밀어 올린다

지압 방법

양손으로 머리를 감싸고 엄지손가락을 천주에 놓는다. 5초 동안 입으로 숨을 뱉으며 머리 중심을 향해 엄지손가락을 밀어 올리고 5초 동안 코로 숨을 마시며 천천히 힘을 뺀다. 5회 반복한다.

긴장, 분노, 스트레스도 혈압을 올리는 요인이다. 각각 즉시 효과를 볼 수 있는 경혈이 있으니 필요할 때 요긴하게 활용해보자.

두근두근 예민한 긴장에, 내관(內關)

정신적인 긴장감이 높아졌을 때 부교감신경을 활성화시켜서
혈압을 안정시키는 효과가 뛰어나다.

찾는 방법

손목 안쪽의 가로 주름 중심에 약손가락을 대고 팔꿈치 쪽으로 손가락 3개만큼 폭을 잰다. 팔 안쪽의 정중앙에 있다.

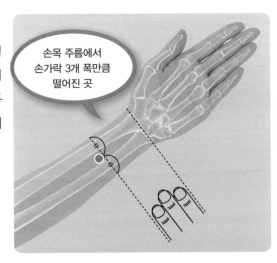

지압 방법

내관에 엄지손가락의 지문 쪽을 대고 5초 동안 입으로 숨을 내쉬며 피부와 수직으로 천천히 힘을 준다. 5초 동안 코로 숨을 들이마시며 천천히 힘을 뺀다. 5회 반복한다.

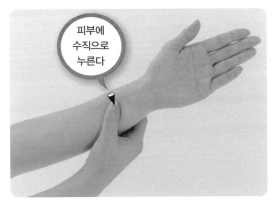

피가 거꾸로 솟는 분노에, 합곡(合谷)

통증과 극심한 화를 억제하는 호르몬인 베타엔도르핀(β-endorphin)이 분비된다.

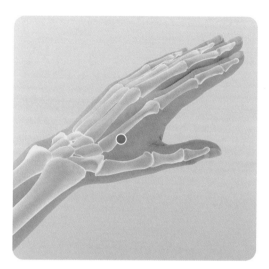

찾는 방법

손등을 위로 한다. 엄지손가락과 집게손가락의 뼈가 만나는 부분에서 집게손가락 쪽으로 약간 떨어진 곳에 있다.

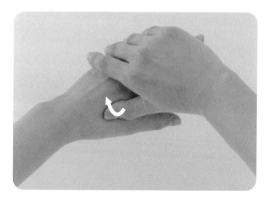

지압 방법

엄지손가락을 합곡에 대고 집게손가락 뼈에 걸듯이 밀어 올린다. 5초 동안 입으로 숨을 뱉으며 천천히 힘을 주고 5초 동안 코로 숨을 마시며 천천히 힘을 뺀다. 좌우 5회씩 반복한다.

전전긍긍 안절부절 스트레스에, 노궁(勞宮)

노심초사 걱정이 많을 때나 초조하고 불안한 마음을 다스리는 데 특효다.

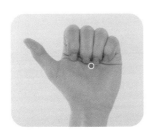

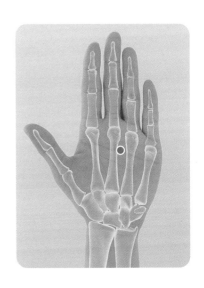

찾는 방법

손바닥의 중앙보다 조금 위에 있다. 가볍게 주먹을 쥐었을 때 손바닥에 닿는 가운뎃손가락과 약손가락의 사이다.

지압 방법

노궁에 엄지손가락을 대고 수직으로 조금 누른 다음 집게손가락의 뿌리 쪽으로 밀어 올린다는 느낌으로 찌르르한 감각이 올 때까지 누른다. 5초 동안 입으로 숨을 뱉으며 천천히 힘을 주고 5초 동안 코로 숨을 마시며 천천히 힘을 뺀다. 좌우 5회씩 반복한다.

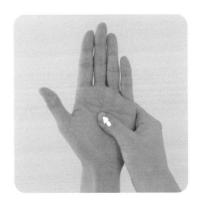

고혈압 체질을 개선하는
강압 스트레칭

심폐기능과 혈관의 젊음을 되찾는다

쉽게 혈압이 오르는 체질의 근본에는 폐활량 저하와 혈관 노화가 있다. 연령이나 운동 부족 때문에 폐활량이 떨어지면 뇌와 온몸 곳곳에 필요한 만큼의 산소를 보내기가 힘들어진다. 한편 혈관이 노화되어 탄력을 잃으면 혈액순환이 저하된다. 이런 현상을 보완하기 위해 심장 박동이 빨라지면서 혈압이 상승하는 것이다. 모쪼록 강압 스트레칭을 실천해 심폐기능과 혈관의 젊음을 되돌리고 혈압이 잘 오르지 않는 몸을 만들자.

강압 스트레칭의 목적

폐의 젊음을 되돌리고 산소 운반 능력을 높인다

고혈압의 원인으로 심폐기능 저하에 따른 폐활량 감소를 꼽을 수 있다. 폐에서 몸속 곳곳으로 산소를 보낼 힘이 부족해지면 심장이 그 자리를 메우기 위해 더 세게 펌프질을 하면서 혈압이 올라가는 것이다. 강압 스트레칭을 하면 폐를 감싸는 흉곽이 열리고 폐가 부풀 공간이 마련된다. 결과적으로 숨을 쉬기 편해진 폐에 활력이 돌아오고 혈압도 쉽게 내려간다.

전신 근육을 움직여 혈관 유연성을 되찾는다

강압 스트레칭을 하면 평소에 잘 쓰지 않던 근육을 충분히 움직일 수 있다. 근육이 수축과 이완을 반복하면 근육에 딸린 혈관도 함께 움직이기 때문에 혈관 유연성이 돌아온다. 그 결과 혈액 운반 능력이 좋아져 심장이 무리해서 혈액을 내뿜을 필요가 없어지므로 혈압이 떨어진다.

폐 나이 자가 진단

☐ **계단 열 칸을 뛰어서 올라가면 숨이 찬다.**

심장이 쿵쾅쿵쾅 뛰고 숨이 차올라 좀처럼 진정되지 않는다면 심폐기능이 떨어졌다는 증거다.

☐ **평소에 운동을 하지 않는다.**

예전에 운동을 했지만 지금은 그만둔 사람도 마찬가지다.

☐ **현재 담배를 피우거나 과거에 피운 적이 있다.**

담배 연기 때문에 기관지나 폐포에 만성 염증이 생기면 폐기능이 서서히 저하되어 쉽게 숨이 가빠진다.

☐ **아침에 잠자리에서 일어섰을 때 현기증이 난다.**

심폐기능이 안 좋으면 온몸에 효율적으로 산소를 보내기 힘들기 때문에 아침에 일어섰을 때 현기증이 나거나 머리가 멍해진다.

☐ **새우등이다.**

가슴을 움츠린 자세가 계속되면 호흡이 얕아지기 때문에 폐활량이 저하되는 원인이 된다.

☐ **비만이거나 경도 비만이다.**

비만이 되면 조금만 움직여도 혈액 속의 산소가 쉽게 부족해지는 경향이 있다.

☐ **입으로 숨을 쉰다.**

비염이 있으면 어쩔 수 없이 입으로 숨을 쉬고 호흡이 얕아지기 때문에 폐기능이 약해진다.

혈관 나이 자가 진단

☐ **다리를 쭉 펴고 앉았을 때 손끝이 발끝에 닿지 않는다.**

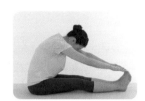

허벅지 뒤쪽 근육과 힘줄의 유연성을 확인하는 동작
이다. 바닥에 앉아서 양쪽 다리를 쭉 펴고 몸을 앞으
로 숙인다. 양쪽 손끝이 발가락 끝에 잠깐이라도 닿
는지 살펴보자.

☐ **스쿼트를 연속 5회 할 수 없다.**

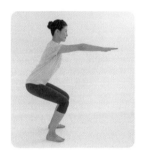

허벅지 앞쪽에 있는 대퇴사두근의 근력을 확인할 수
있다. 양팔을 펴서 가슴 앞으로 쭉 내밀고 허리를 가
능한 만큼 내린다. 이 스쿼트 동작을 5회 연속 할 수
있는지 확인해보자.

☐ **머리 위에서 깍지 낀 손을 쭉 뻗기 힘들다.**

어깨 뒤쪽의 유연성을 확인한다. 양손을 깍지 끼고 손바닥을 위로 향한다.
통증이나 걸리는 느낌 없이 양팔을 머리 위로 쭉 뻗을 수 있으면 된다.

☐ **몸 뒤에서 깍지 낀 손을 쭉 뻗을 수 없다.**

가슴 전체와 등 쪽 승모근의 유연성을 확인한
다. 몸 뒤에서 양손을 깍지 낀다. 얼굴은 위를
향하고 가슴을 편다. 이 상태로 양팔을 쭉 뻗을
수 있으면 합격이다.

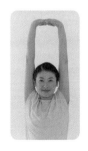 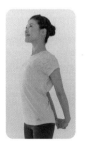

부위별 강압 스트레칭 여덟 가지

가슴 스트레칭

가슴부터 배까지 움츠리기 쉬운 근육을 늘여서 자극한다.

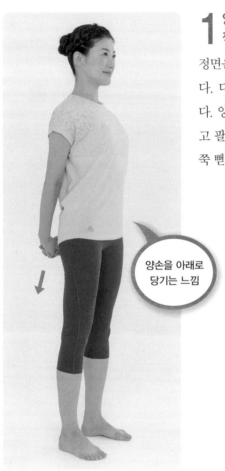

1 양손을 등 뒤에서 깍지 끼고 아래로 뻗기

정면을 보고 등 근육을 쭉 편다. 다리는 어깨 너비로 벌린다. 양손을 몸 뒤에서 깍지 끼고 팔꿈치를 펴서 손을 아래로 쭉 뻗는다.

양손을 아래로 당기는 느낌

여기에 소개하는 스트레칭은 전신의 근육을 자극해 혈관 유연성을 되찾고 가슴 주변의 근육을 움직여 심폐기능을 높이는 효과가 있다. 고혈압 체질을 개선시켜보자.

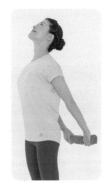

안 되는 사람은…

등 뒤에서 깍지를 끼기 힘들거나 팔꿈치가 아파서 쫙 펼 수 없을 때는 반으로 접은 수건의 양 끝을 잡고 해보자. 동작이 한결 편해진다.

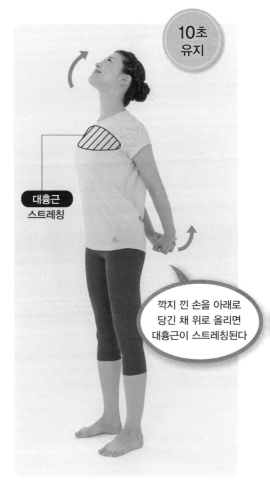

10초
유지

대흉근
스트레칭

2 가슴을 펴고 양손을 등에서 떨어뜨리기

가슴을 펴고 깍지 낀 손을 아래로 쭉 당기면서 천천히 들어 올린다. 동시에 턱을 위로 올리며 얼굴은 하늘을 향한다. 가슴을 편 상태로 10초 동안 유지한다.

깍지 낀 손을 아래로 당긴 채 위로 올리면 대흉근이 스트레칭된다

등 스트레칭

평소 잘 움직이지 않는 큼직한 근육을 확실히 자극한다.

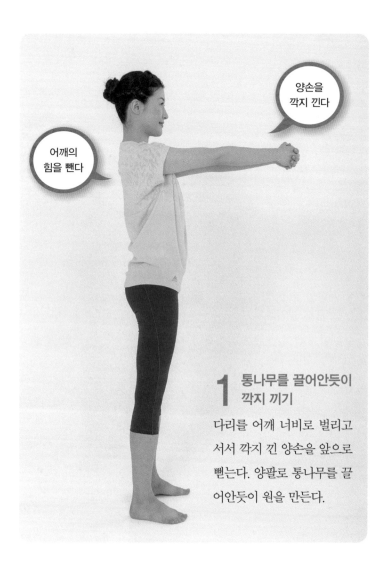

1 통나무를 끌어안듯이 깍지 끼기

다리를 어깨 너비로 벌리고 서서 깍지 낀 양손을 앞으로 뻗는다. 양팔로 통나무를 끌어안듯이 원을 만든다.

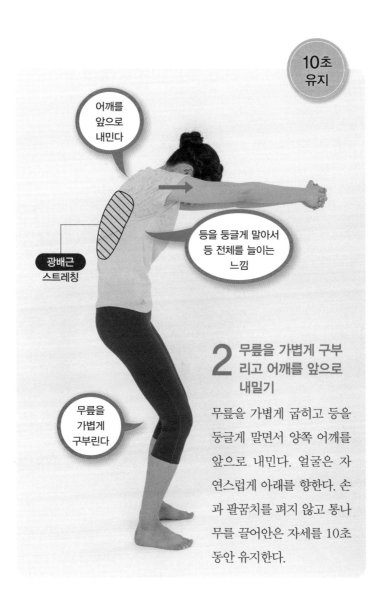

2 무릎을 가볍게 구부리고 어깨를 앞으로 내밀기

무릎을 가볍게 굽히고 등을 둥글게 말면서 양쪽 어깨를 앞으로 내민다. 얼굴은 자연스럽게 아래를 향한다. 손과 팔꿈치를 펴지 않고 통나무를 끌어안은 자세를 10초 동안 유지한다.

옆구리 스트레칭

움직임이 적은 옆구리 근육을 늘여 몸 옆면 전체를 자극한다.

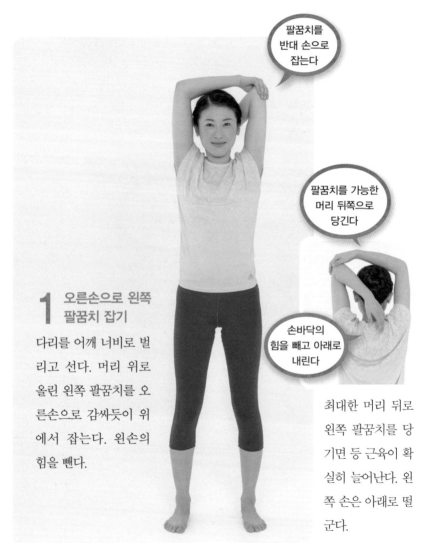

팔꿈치를 반대 손으로 잡는다

팔꿈치를 가능한 머리 뒤쪽으로 당긴다

손바닥의 힘을 빼고 아래로 내린다

1 오른손으로 왼쪽 팔꿈치 잡기

다리를 어깨 너비로 벌리고 선다. 머리 위로 올린 왼쪽 팔꿈치를 오른손으로 감싸듯이 위에서 잡는다. 왼손의 힘을 뺀다.

최대한 머리 뒤로 왼쪽 팔꿈치를 당기면 등 근육이 확실히 늘어난다. 왼쪽 손은 아래로 떨군다.

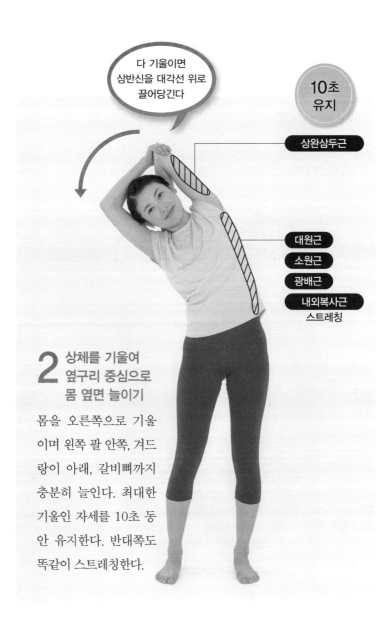

다 기울이면
상반신을 대각선 위로
끌어당긴다

10초
유지

상완삼두근

대원근
소원근
광배근
내외복사근
스트레칭

2 상체를 기울여
옆구리 중심으로
몸 옆면 늘이기

몸을 오른쪽으로 기울
이며 왼쪽 팔 안쪽, 겨드
랑이 아래, 갈비뼈까지
충분히 늘인다. 최대한
기울인 자세를 10초 동
안 유지한다. 반대쪽도
똑같이 스트레칭한다.

허리 스트레칭

등에서 허리까지 넓은 부위를 자극할 수 있고 허리 통증 예방에도 효과적이다.

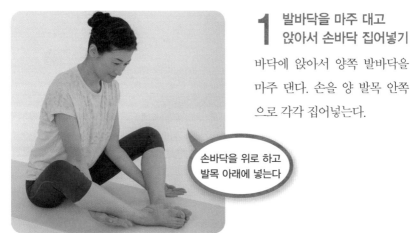

1 발바닥을 마주 대고
앉아서 손바닥 집어넣기

바닥에 앉아서 양쪽 발바닥을
마주 댄다. 손을 양 발목 안쪽
으로 각각 집어넣는다.

손바닥을 위로 하고
발목 아래에 넣는다

승모근

광배근·척주기립근

대요근
스트레칭

10초
유지

2 양손을 위로 들어 올리면
서 몸을 앞으로 굽히기

다리 아래에 집어넣은 양손을
위로 올리면서 상반신을 굽혀
가까이 다가가면 넓은 등 근육
이 스트레칭된다. 최대한 굽힌
자세를 10초 동안 유지한다.

손을
위로 올린다

다리 스트레칭

허벅지의 앞쪽 근육을 자극한다. 걷기 편해지는 효과도 있다.

1 한쪽 다리를 앞으로 내밀고 반대쪽 무릎으로 바닥 짚기

허벅지의 앞쪽 근육을 강화시켜주는 스트레칭이다. 한쪽 다리를 앞으로 내밀고 반대쪽 무릎은 바닥을 짚는다. 등을 꼿꼿이 세우고 양손을 무릎 위에 놓는다.

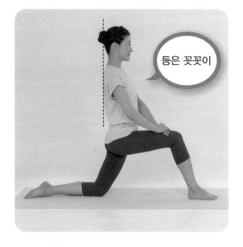

등은 꼿꼿이

2 앞으로 체중 싣기

체중을 천천히 앞으로 싣는다. 상반신을 기울이지 말고 등을 세운 상태로 10초 동안 유지한다. 반대쪽도 똑같이 스트레칭한다.

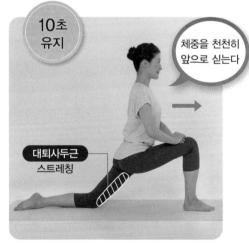

10초
유지

체중을 천천히
앞으로 싣는다

대퇴사두근
스트레칭

배 스트레칭

상반신의 앞면, 목, 가슴, 배까지 광범위한 근육을 한번에 자극한다.

1 엎드려 누워서 바닥에 턱 대기

엎드려 누워서 손바닥과 턱을 바닥에 댄다. 손발 끝을 쭉 편다.

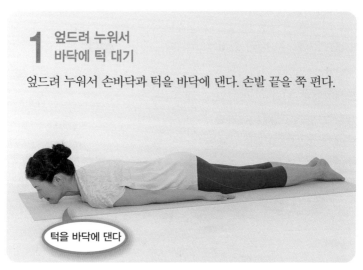

턱을 바닥에 댄다

2 팔꿈치를 펴서 천천히 상반신 일으키기

손바닥을 어깨 밑에 놓고 팔꿈치를 쭉 펴면서 상반신을 천천히 일으킨다.

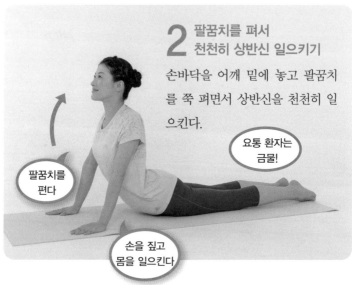

요통 환자는 금물!

팔꿈치를 편다

손을 짚고 몸을 일으킨다

안 되는 사람은…

상반신을 젖힌 자세에서 허리가 아
플 때는 손을 더 앞쪽에 놓으면 편
해진다. 무리하지 말고 편한 위치를
찾아보자.

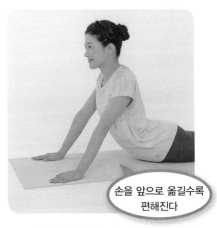

손을 앞으로 옮길수록
편해진다

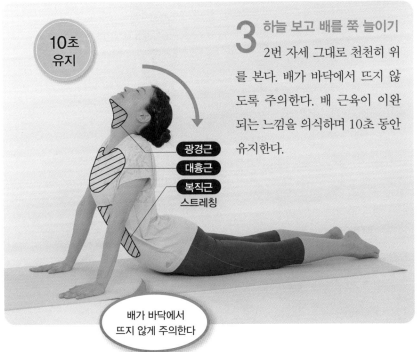

10초
유지

3 하늘 보고 배를 쭉 늘이기

2번 자세 그대로 천천히 위
를 본다. 배가 바닥에서 뜨지 않
도록 주의한다. 배 근육이 이완
되는 느낌을 의식하며 10초 동안
유지한다.

광경근
대흉근
복직근
스트레칭

배가 바닥에서
뜨지 않게 주의한다

호흡기관 스트레칭

배와 등의 호흡근을 번갈아 자극하면 호흡이 깊어진다.

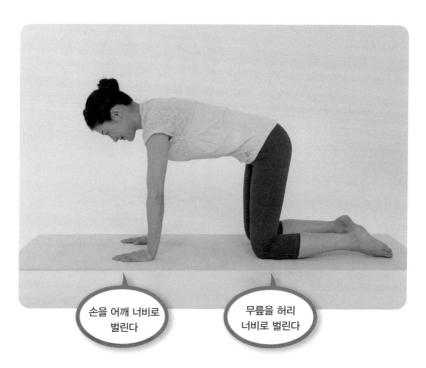

손을 어깨 너비로 벌린다

무릎을 허리 너비로 벌린다

1 엎드려서 아래 보기

무릎은 허리 폭, 손은 어깨 폭으로 벌려서 바닥을 짚고 엎드린다.
등을 평평하게 펴고 시선은 아래를 향한다.

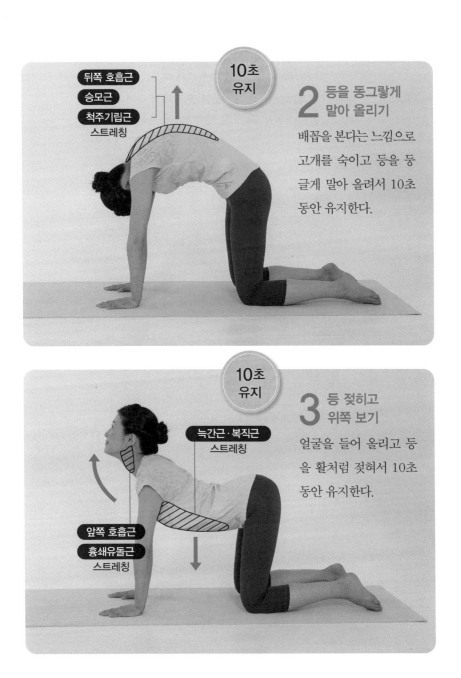

10초 유지

2 등을 동그랗게 말아 올리기

배꼽을 본다는 느낌으로 고개를 숙이고 등을 동글게 말아 올려서 10초 동안 유지한다.

뒤쪽 호흡근
승모근
척주기립근
스트레칭

10초 유지

3 등 젖히고 위쪽 보기

얼굴을 들어 올리고 등을 활처럼 젖혀서 10초 동안 유지한다.

늑간근·복직근
스트레칭

앞쪽 호흡근
흉쇄유돌근
스트레칭

심폐기관 스트레칭

실내에서도 할 수 있는 운동이다.
제자리 뛰기와 투명 줄넘기로 폐와 심장을 단련해보자.

1 제자리 뛰기
제자리에서 30초 동안 뛴
다. 팔다리를 최대한 빠르게 움
직인다.

빠르게!

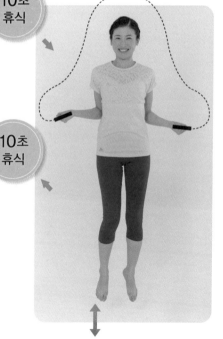

10초
휴식

10초
휴식

2 투명 줄넘기
줄넘기를 잡았다고 생각
하고 30초 동안 투명 줄넘기
를 한다. 익숙해지면 뛰는 속
도를 높인다. 10초씩 쉬면서
제자리 뛰기와 투명 줄넘기를
3~4회씩 반복한다.

2

잘못 알고 있는
고혈압 상식이
건강을 망친다

고혈압이란 무엇을 뜻할까? 의사가 지침으로 삼는 고혈압 기준치는 누가 어떻게 정했을까? 정말 주의해야 할 고혈압 유형은 무엇일까? 이 장에서는 우리가 고혈압에 대해 알고 있는 상식을 점검하고, 중장년층과 고령자를 두렵게 하는 고혈압의 실체를 제대로 파헤친다. 잘못 알고 있는 상식이 건강을 망친다는 사실을 기억하자.

고혈압 환자에게
일어나는 일

고혈압이 무엇인지 물으면 사람들은 보통 이렇게 대답한다.

"정해진 기준치보다 높은 혈압이죠."

"그냥 두면 심근경색이나 뇌경색을 일으켜서 몸이 마비될 수도 있고 돌연사할지도 모른대요."

"약을 먹어서 기준치 아래로 내려야 가장 좋다던데요."

하지만 이러한 말들이 정답이라고는 할 수 없다. 그 이유를 이제부터 확인해보자.

✤ 혈압이란 무엇인가

우리의 심장은 강력한 펌프 작용을 통해 24시간 내내 온몸으로 혈액을 내보내는데 심장이 수축할 때 혈관 내부에 생기는 압력을 혈압이라고 한다. 혈액이 중력을 거슬러 뇌까지 도달하거나 내장기관뿐 아니라 손발 끝까지 골고루 퍼질 수 있는 것이 바로 혈압 덕분이다.

혈압은 혈액의 압력을 수은주의 높이로 환산해 '밀리미터 머큐리(mmHg)'라는 단위로 표기한다. 요즘에는 보통 전자식 혈압계로 혈압을 측정하는데 'mmHg'는 청진기로 혈관의 소리를 들으면서 수은주의 눈금을 읽던 수은식 혈압계 시절에 만들어진 단위다. '에이치지(Hg)'는 수은의 원소기호다. 예를 들어 '혈압 150mmHg(이하 단위 생략)'는 수은주를 15센티미터 밀어 올릴 만큼의 힘이 있다는 뜻이다. 수은의 비중은 물보다 약 13배 크기 때문에 혈압이 150인 사람은 2미터 가까이 물을 뿜어 올릴 만큼 강력한 힘으로 혈액을 밀어내고 있다고 생각할 수 있다.

혈액을 내보내는 심장은 마치 펌프처럼 수축과 이완을 반복한다. 당연히 심장이 수축할 때와 이완할 때는 혈관이 받는 압력이 다르다.

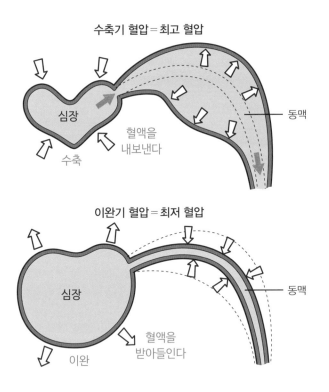

/ 그림 2 / **수축기 혈압과 이완기 혈압**

수축기 혈압 = 최고 혈압

심장

혈액을
내보낸다

수축

동맥

이완기 혈압 = 최저 혈압

심장

혈액을
받아들인다

이완

동맥

- 심장이 수축해서 혈액을 내보낼 때 동맥이 받는 압력을
  수축기 혈압, 즉 최고 혈압이라고 한다.
- 심장이 이완해서 혈압을 되돌릴 때 동맥이 받는 압력을
  이완기 혈압, 즉 최저 혈압이라고 한다.

다만 수축기 혈압과 이완기 혈압의 수치는 결코 일정하지 않다. 혈압은 하루 동안에도 들쭉날쭉 큰 폭으로 오르내리기 때문이다. 아침에는 하루의 활동을 시작하기 위해 혈압이 오르고 잠자리에 들 무렵에는 떨어지다가 잠을 자는 동안에는 가장 낮아진다.

격렬한 운동을 하면 근육과 뇌에 더 많은 산소를 공급하기 위해 심장이 펌프 기능을 높여 혈압을 올린다. 혈압이 오르면 세포 구석구석까지 많은 혈액을 보낼 수 있기 때문이다. 스트레스를 받아도 심장 박동이 빨라져 혈압이 높아지는데 이런 현상에는 분명한 의미가 있다. 위기 상황에 재빠르게 대응하기 위해 근육과 뇌에 산소와 영양분을 공급하는 것이다.

고혈압 기준치는
누가 언제 정하는가

그렇다면 무엇을 근거로 고혈압이라고 진단할까? 현재 일본의 의료 관계자들은 일본고혈압학회에서 발간한 『고혈압 치료 가이드라인 2014』에서 정한 수치를 고혈압 치료의 지침으로 삼고 있다(그림 3 참조).

세계보건기구(WHO)의 조사에 따르면, 2008년 기준 전 세계 25세 이상 성인 중에서 고혈압 진단을 받은 사람은 10억 명 이상이라고 한다. 전 세계 25세 이상 성인의 셋 중 한 명은 고혈압이라는 뜻이다. 이에 세계보건기구는 2013년 세계 보

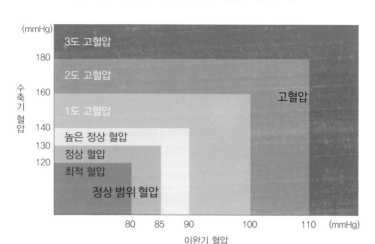

/ 그림 3 / 일본고혈압학회의 고혈압 기준 수치

(mmHg)

3도 고혈압

180

2도 고혈압

160

고혈압

1도 고혈압

수축기 혈압

140
높은 정상 혈압
130
정상 혈압
120
최적 혈압

정상 범위 혈압

80   85   90   100   110   (mmHg)

이완기 혈압

※ 일본고혈압학회 『고혈압 치료 가이드라인 2014』를 기준으로 작성함

건의 날 주제를 고혈압으로 정하고 '혈압을 측정해 위험을 낮추자(Measure your blood pressure, reduce your risk)'며 고혈압 조기 예방의 중요성을 강조했다.

일본에서도 고혈압 환자가 나날이 늘고 있다는 점은 앞서 설명했다. 그런데 왜 이렇게 고혈압 환자가 많은 것일까? 그 이유 중 하나로 혈압 기준치가 해마다 내려가고 있다는 사실을 꼽을 수 있다.

그렇다면 누가 언제 혈압 기준치를 내렸는지 확인해보자. 시간을 되돌려 1960년대 후반 무렵, 전국 대학의 의학부에 개

설된 내과진단학에서는 일본인의 연령별 평균 혈압 산출법으로 '최고 혈압=연령+90'을 제시한다. 연령에 90을 더한 숫자보다 낮으면 정상 혈압이라는 진단법이 당시의 주류였던 것이다. 예를 들어 50세의 최고 혈압이 140이면 정상이었다.

세계보건기구에서도 1978년에는 수축기 혈압 160 이상에 이완기 혈압 95 이상을 고혈압으로, 수축기 혈압 140~159를 경계역 고혈압으로 정의했다.

하지만 전 세계적으로 고혈압 기준치가 내려가기 시작한다. 1999년 세계보건기구와 국제고혈압학회(ISH)는 혈압 강하 목표를 130 미만으로 설정하고 높은 정상 혈압이라는 개념을 도입해 '수축기 혈압/이완기 혈압'이 140/90 이상이면 고혈압 1기로 정의했다. 이에 따라 일본고혈압학회에서도 2000년에는 140/90 이상이 고혈압이며 혈압 목표 수치는 130/85 미만이라고 치료 가이드라인을 개정한다. 그 결과 2000년에는 고혈압 환자가 718만 6천 명으로 급증했다. 다만 이 시점에서 고령자의 최고 혈압 목표치를 보면, 60세 이상 140 이하, 70대 150~160 이하, 80대 160~170 이하로 아직 여유롭게 정해진 편이었다.

하지만 2003년 일본고혈압학회는 60세 이상의 고령자에게도 60세 미만 기준에 맞춰 혈압약을 처방한다고 지침을 변경

/ 그림 4 / **고혈압 정의의 변천**

기관명과 연대	고혈압 정의
일본 의학부 1960년대	최고 혈압＝연령＋90 이상
세계보건기구(WHO) 1978년	160/95 이상
세계보건기구, 국제고혈압학회 (ISH) 1999년	140/90 이상
일본고혈압학회 2000년	140/90 이상 ※연령별 혈압 목표 있음(59쪽 참조)

했다. 더욱이 2008년에 시작된 '특정건강진단·특정보건지도', 이른바 대사증후군 검진에서는 최고 혈압 130 이상 또는 최저 혈압 85 이상을 특정보건지도 대상으로 정의했다. 그해 전국의 고혈압 환자는 796만 7천 명이 되었다.

2014년에 일본건강검진학회가 발표한 건강검진 기본 검사의 새로운 기준 범위에서는 고혈압 치료 가이드라인과 다른 기준을 제시했다(그림 5 참조). 건강한 성인 남녀의 혈압 상한치를 수축기 혈압 147, 이완기 혈압 94로 조정한 것이다. 이에 고혈압 기준치가 대폭 완화되었다고 보도되며 화제에 오르기도 했다. 하지만 일본고혈압학회에서는 새 기준치의 증거가 불충분하다며 강하게 반발했다.

/ 그림 5 / **건강검진학회가 발표한 완화 기준치**

	기준 범위(mmHg)		기존 수치
	하한	상한	
수축기 혈압	88	147	129 이하
이완기 혈압	51	94	84 이하

※ 2014년 일본건강검진학회가 발표한 「성별 및 연령차를 인정하지 않는 항목의 기준 범위」에서 발췌

　같은 해인 2014년, 일본고혈압학회는 새 가이드라인을 발표했다. 140/90을 고혈압으로 규정하는 기준치는 변함이 없지만, 2000년에 130/85로 엄격히 규정했던 청년과 중년의 혈압 목표치를 증거가 불충분하다며 140/90으로 올렸다. 고령자도 연령을 구분해 후기고령자의 강압 목표를 150/90으로 조정했다(그림 6 참조). 마구잡이로 혈압을 내린다고 반드시 건강해지지는 않는다는 사실이 의학적으로도 명백해진 것이다. 그런데도 2016년 고혈압 환자는 1,010만 8천 명으로 꾸준히 증가하고 있다.

/ 그림 6 / 일본고혈압학회의 연령별 혈압 목표치

	진찰실 혈압(mmHg)	가정 혈압(mmHg)
청년, 중년, 전기고령자 환자	140/90 미만	135/85 미만
후기고령자 환자	150/90 미만 (내약성이 있다면 140/90 미만)	145/85 미만(어림치) (내약성이 있다면 135/85 미만)
당뇨병 환자	130/80 미만	125/75 미만
만성신장질환 환자 (단백뇨 양성)	130/80 미만	125/75 미만(어림치)
뇌혈관장애 환자, 심장동맥질환 환자	140/90 미만	135/85 미만(어림치)

※일본고혈압학회 『고혈압 치료 가이드라인 2014』

※'어림치'로 표기한 곳의 진찰실 혈압 목표치와 가정 혈압 목표치의 차이는 고혈압 진단 기준인 진찰실 혈압 140/90과 가정 혈압 135/85의 차이를 적용한 것이다.

※내약성은 약 때문에 생기는 부작용을 환자가 얼마나 버틸 수 있는지를 나타낸다.

고혈압이 심장과 뇌를
손상시킨다는 근거

수축기 혈압 140을 고혈압이라고 정의한 배경에는 1950년대에 미국에서 실시한 프레이밍햄 연구(The Framingham Study)가 큰 영향을 끼쳤다.

1935년부터 1954년까지 미국 생명보험회사 26개사가 400만 명의 혈압과 평균여명(어떤 시기를 기점으로 그 후 생존할 수 있는 평균 연수-옮긴이)을 조사한 결과, 혈압이 높은 사람일수록 평균여명이 짧다는 결론을 내렸다. 이에 미국의 공중위생국은 혈압의 영향을 더욱 과학적으로 밝히기 위해 1948년에 미국 보스턴(Boston) 교외의 프레이밍햄(Framingham)에서 30~62세의 건강한 성인 남녀 5천209명을 대상으로 조사를 시작했다.

연구 시작 9년 뒤에는 혈압과 허혈성심장질환(심근경색, 협심증)의 발병률에 명백한 상관관계가 있다는 점을 밝혀냈고, 혈압이 140/90 이상일수록 허혈성심장질환 발병률이 높다는 사실이 판명되었다.

2002년에는 혈압과 심장질환 및 뇌질환의 관계를 더욱 대규모로 조사한 연구가 의학 잡지 『랜싯(Lancet)』에 발표되었다. 심장동맥질환(협심증, 심근경색) 및 뇌졸중(뇌출혈, 뇌경색, 지주막하출혈)에 따른 사망 위험과 고혈압의 관련성을 나타낸 그래프가 62쪽의 그림 7이다. 세계 각국에서 약 100만 명을 대상으로 평균 12년 동안 추적 조사한 결과인데, 혈압이 높을수록 심장동맥질환과 뇌졸중에 따른 사망 위험이 높아졌다는 점을 나타낸다.

일본에서도 역학조사가 실시되었다. 후쿠오카현 히사야마정 주민을 대상으로 추적 조사를 실시했더니 앞서 소개한 연구와 마찬가지로 혈압이 높을수록 뇌졸중 발병 위험이 높다는 결과가 나왔다(그림 8 참조).

분명히 그래프에 제시된 숫자만을 보면 혈압이 낮은 사람이

/ 그림 7 / **혈압이 높을수록 심장동맥질환과 뇌졸중에 따른 사망 위험도 증가**

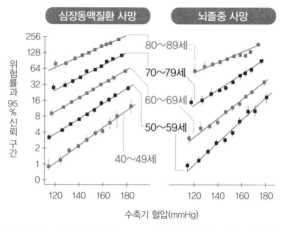

※세로축은 뇌졸중 50~59세, 심장동맥질환 40~49세의 혈압 수준 최소군을 1로 했을 때의 상대위험
도(위험 수치)를 나타낸다.

평균 12년 동안 약 100만 명의 혈압과 사망률을 추적 조사한 전향적 관찰 연
구의 합계 61보(報)를 분석했다. 혈압이 높을수록 심장동맥질환과 뇌졸중에 따
른 사망 위험이 높았다.

자료: Lancet;14;360,1903-13,2002

더 오래 살고 건강하다는 결론을 낼 수 있다. 하지만 이는 어
디까지나 혈압이 높은 사람과 질병에 걸릴 위험성에 관련이
있다는 사실을 나타낼 뿐이다. 약을 먹어 혈압을 내렸더니 원
래부터 혈압이 낮은 사람처럼 뇌졸중에 잘 걸리지 않았다는
연구가 아니라는 뜻이다. 혈압약 덕분에 수명이 늘었다는 의

/ 그림 8 / 혈압이 높을수록 뇌졸중 발병률도 높아진다

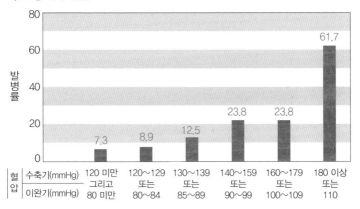

1,000명 대비·연간

후쿠오카현 히사야마정에서 60세 이상 남녀 580명을 32년 동안 추적했다. 혈압이 높은 사람일수록 뇌졸중 발병률이 높았다.

자료: Arch Intern Med;10;163,361-6,2003

미가 아니라는 점을 분명히 이해해야 한다.

혈압 상승은
노화에 따른 자연현상이다

이처럼 다양한 연구 결과를 토대로 전 세계 연구자의 논의를 거치며 고혈압 기준치는 조금씩 낮아지거나 개정되고 있다. 하지만 모쪼록 혈압 자체에 휘둘리지 말기를 당부하고 싶다. 혈압은 나이가 들수록 자연스럽게 높아지기 마련인데 여기에는 다음과 같은 두 가지 요인이 작용한다.

① 심폐기능 저하
② 혈관 경화

첫 번째로 꼽은 심폐기능은 폐활량과 바꿔 말할 수 있다. 사람은 호흡을 통해 외부의 산소를 받아들이고 몸속에서 발생한 이산화탄소를 내보낸다. 폐활량이 크면 한 번만 숨을 쉬어도 많은 양의 공기를 들이마시고 내뱉을 수 있다. 반대로 폐활량이 떨어지면 호흡 한 번에 들이마시는 산소량도 적어지고 뇌와 온몸에 산소를 보내기가 힘들어진다. 이때 심장이 힘을 보태기 위해 더 강하게 수축하고 이완하면서 심장박동수를 높여 부족한 산소량을 보충한다. 그 결과로 혈압이 상승하는 것이다.

두 번째 요인으로 혈관 경화도 있다. 혈압은 혈관 내에 생기는 압력을 뜻하므로 당연히 혈관의 상태와도 관련이 깊다. 특히 혈관을 이루는 평활근이라는 근육이 굉장히 중요하다. 평활근이 늘어나고 줄어들면서 혈압이 정상을 유지하기 때문이다. 하지만 나이가 들고 운동을 하지 않으면 평활근의 유연성이 떨어지고 탄력을 잃는다. 혈관이 굳으면 혈액순환이 나빠지는데 이때도 심장은 펌프질하는 힘을 높여서 예전만큼 산소를 내보내려 한다. 결과적으로 심폐기능 저하와 마찬가지로 혈압이 상승한다.

놀라운 점은 혈관 자체에도 혈압 조절 기능이 있다는 사실이다. 바로 혈관내피세포다. 혈관 평활근의 안쪽에 있는 이 세

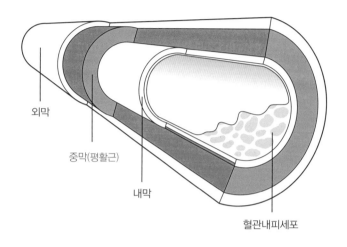

/ 그림 9 / **동맥 혈관 벽의 구조**

외막

중막(평활근)

내막

혈관내피세포

포에서는 일산화질소(NO)가 분비된다. 일산화질소는 혈관 내부에 생기는 혹, 염증, 혈전의 원인인 혈소판 응집과 혈액 응고를 방지한다. 이는 평활근에도 영향을 끼치는데 평활근이 신축하기 쉽도록 도와 혈압을 정상으로 유지하는 역할도 담당한다.

　일산화질소에 이렇게 훌륭한 기능이 있더라도 근육 속에 흐르는 혈액의 양을 늘리지 않으면 분비량도 증가하지 않기 때문에, 운동 부족이 계속되면 우리 몸에 모처럼 갖춰진 혈압 유지 능력이 점점 손상된다.

✦ 혈압에도 사람마다 개성이 있다

연령과 함께 혈압이 높아지는 것은 매우 자연적인 생리 현상이다. 지난날 일본의 의사가 혈압 진단의 기준으로 삼았던 '연령＋90'의 범위 안이라면 걱정할 필요가 전혀 없다. 혈압에도 사람마다 개성이 있다. 키, 체격, 심장 크기에 따라 각양각색이다.

키 190센티미터로 체구가 운동선수 같은 남성과 키 150센티미터로 체격이 아담한 여성은 온몸에 혈액을 내보내는 심장의 힘에 차이가 있으므로 당연히 혈압도 다르다. 하물며 30대 남성과 80대 여성은 말할 나위도 없다. 이런데도 '최고 혈압 140 이상은 문제'라고 뭉뚱그려 판단하기는 어렵지 않을까?

여담이지만 '운동 심장'이라는 말이 있다. 마라톤이나 권투 선수는 지구력이 뛰어난데 심장에서 내보내는 혈액량이 압도적으로 많기 때문이다. 일반적인 안정 시 심박수는 1분에 65~75회지만 이 선수들은 40~50회로 굉장히 적다. 마라토너인 다카하시 나오코 선수는 심박수가 30~40회라고 알려졌는데 이처럼 한번에 내보내는 혈액량이 보통 사람의 갑절 이상인 덕분에 가혹한 경주에서 끝까지 달려 승리할 수 있었을 것이다.

한편 기린은 최고 혈압이 260, 최저 혈압이 160이라고 한다. 거의 5미터에 달하는 키와 기다란 목 때문에 심장보다 훨씬 높은 곳에 뇌가 있기 때문이다. 뇌까지 혈액을 보내야 하므로 사람과 비교해 혈압이 엄청나게 높을뿐더러 그만한 압력으로 혈액을 뿜어내는 심장 역시 사람의 36배인 11킬로그램이나 나갈 만큼 거대하다. 이렇게 사람이든 동물이든 살아있는 모든 생물의 혈압에는 개성이 있다.

○

혈압을
약으로만 내리는 치료는
위험하다

○

　최고 혈압이 '연령+90'의 범위 안에 있다면 걱정할 필요가
전혀 없다고 앞서 설명했다. 그렇다면 '연령+90'이 넘는 사람
은 어떻게 해야 될까? '역시 혈압약을 먹어야 하나?'라는 생각
에 표정이 어두워졌다면 모쪼록 상심하지 않기 바란다.

　다시 한번 혈압의 메커니즘으로 돌아가 보자. 심장이 내뿜
은 혈액은 굵은 동맥을 거쳐 점점 가늘어지는 세동맥을 타고
온몸 곳곳의 세포로 산소와 영양소를 운반한다. 그리고 세포
에서 발생한 불필요한 물질을 머금고 가느다란 정맥에서 점점

굵은 정맥으로 모여 다시 심장으로 돌아간다.

이처럼 혈액이 순환할 수 있도록 언제나 든든하게 뒷받침해 주는 힘이 바로 혈압이다. 혈압이란 혈액이 혈관 벽을 누르는 압력을 뜻하는데 다음과 같은 요소가 작용한다.

- 혈액량
- 혈관 굵기
- 혈관 유연성
- 폐활량
- 심장에서 내보내는 힘

이 중에서 특히 개인차가 큰 요소는 혈관 유연성과 폐활량이다. 평소에 적극적으로 몸을 움직여 근육을 자극하는지, 깊게 호흡하며 적절한 폐활량을 유지하는지는 그 사람의 생활 방식과 아주 깊은 관련이 있다.

✦ 혈압은 폐와 혈관의 나이를 알려준다

자신의 폐활량과 혈관 유연성을 알고 싶다면 34쪽에 제시한 폐와 혈관 나이 자가 진단을 해보자. 만약 고혈압이 있다면 그 배경에는 근육, 폐, 혈관의 노화가 반드시 숨어있다는 사실을 알게 될 것이다.

우리의 몸은 신체 곳곳을 언제나 최적의 상태로 유지하기 위해 혈압을 조절한다. 전철이나 버스가 곧 출발할 것 같아 열심히 뛰어갔을 때를 떠올려보자. 온몸의 근육을 최대한으로 움직이고 숨을 멈춘 채 전력 질주를 하면, 혈압이 급상승한다. 일상생활에서 최고 혈압이 120인 사람이라도 달리기를 할 때는 170이나 180, 때로는 200 이상까지도 올라갈 수 있다.

하지만 전속력으로 계단을 뛰어 오른 직후에 헉헉대며 숨이 차올라 괴롭더라도, 우리 몸은 몇 분 뒤면 다시금 조절 능력을 발휘해 평소 상태로 혈압을 되돌린다. 이처럼 혈압은 항상 인체의 필요에 따라 상승과 하강을 반복한다.

✤ 혈압이 오르더라도 다시 떨어트릴 수만 있다면 문제 없다

혈압이란 폐의 나이(산소를 빨아들이는 힘)와 혈관의 나이(혈관의 유연성)를 나타내는 지표라고도 할 수 있다. 120이었던 혈압이 나이가 들면서 125, 130으로 서서히 올라갔다면 혈압이 신체의 변화를 알려주고 있다는 의미로 받아들이면 된다. 평소 몸 상태에 문제가 없다면 초조해하지 말고 일단은 생활습관 개선부터 시작해도 결코 늦지 않다.

✦ 혈압 그 자체는 질환이 아니다

혈압이라는 수치는 우리의 몸에서 떼려야 뗄 수 없을뿐더러 그 자체는 질환이 아니다. '혈압'이란 '현재의 몸 상태'라는 말이 가장 알맞은 설명이다. 인체의 필요에 따라 오르락내리락하는 혈압을 약을 써서 강제로 내린다고 해서, 질병이 예방되거나 수명을 늘릴 수 있다는 의학적 근거는 어디에도 없다.

고혈압인데 치료도 하지 않고 태평하게 지내다가 뇌경색으로 쓰러지기라도 하면 어쩌나 하고 우려하는 사람이 있을지도 모른다. 하지만 이미 올라간 혈압을 어떡해서든 기준치까지 끌어내리는 대처법이야말로 눈앞의 문제 해결에만 급급한 방식이 아닐까? 혈압이 올라간 것은 그 나름대로의 이유가 있기 때문인데 약으로 혈압을 내리는 대증요법을 쓴다면 원인도 모른 채 증상을 지워버리는 것이나 다름없다. 오히려 혈압약을 쓰는 쪽이 더 위험하다고 봐야 한다.

혈압이 높다는 것은 지금 당장 아무 일이 없더라도 언젠가 심장, 뇌, 혈관 등에 질환이 발생할 수 있다는 메시지이기도 하다. 중요한 신호일 가능성이 있는 만큼 무리하게 수치를 내려서는 안 된다. 원인을 파악할 수 없게 되기 때문이다.

범죄 사건으로 빗대면 현장을 보존해야 한다는 뜻이다. 신고를 받고 달려온 형사가 본다면, "뭐? 혈압을 내렸다고? 실마리가 사라졌지 않나!"라며 혼쭐을 낼지도 모른다. 의사가 해야 할 일은 설령 백 명 중 한두 명일지라도 높은 혈압 때문에 중대한 질환이 생길 만한 환자를 가려내는 것이지, 누구에게나 고혈압이라는 병명을 붙여 약을 처방하는 것이 아니다.

주의해야 할 위험한
고혈압 유형

고혈압이 곧 질병이라고 무작정 단정 지을 수는 없지만 종종 숨은 질환을 알려주는 신호가 되는 것은 사실이다. '연령 +90'이라는 요건을 벗어나지 않으면 걱정 없다고 했지만, 중대 질환으로 이어질 수 있는 예외적인 고혈압이 있다. 다음에 소개하는 고혈압은 신체 어딘가에 이상이 있음을 알리는 우리 몸의 신호이므로 즉시 진찰을 받아보자.

1 혈압이 갑자기 올랐다

혈압이 천천히 올랐는가? 아니면 갑자기 올랐는가? 지금까지 130이었던 혈압이 갑자기 150, 160까지 뛰었을 때는 몸 안에 새로운 병변이 생겼을 가능성을 고려하는 편이 좋다. 원래는 10만큼의 혈액이 흘러야 하는데 5만큼만 흐르기 때문에 혈압이 올랐다면 뇌와 심장의 혈관 어딘가에 혈전 또는 혹이 생겨서 혈액의 흐름을 방해했을 수도 있다. 혹은 심장 자체에 이상이 생겨서 혈압이 올라갔을지도 모른다. 이럴 때는 심장이나 뇌부터 살펴볼 필요가 있다. 가까운 병원에서 진찰을 받아보자. 구체적으로 어떤 질환이 의심되는지는 이후에 자세히 설명하도록 하겠다.

2 발음이 어눌해졌다

혈전 때문에 뇌경색이 발생하면 혈액이 흐르는 길을 혈전이 가로막아 혈압이 상승할 때가 있다. 뇌경색 발생 전에는 다음과 같은 초기 증상이 나타나기도 한다.

□ 입이 잘 움직이지 않고 발음이 어눌하다.

□ 단어가 생각나지 않고 말이 나오지 않는다.

□ 입을 제대로 다물기 힘들다.

□ 얼굴 한쪽이 마비되어 비뚤어진다.

□ 한쪽 팔다리에 힘이 빠지거나 저린다.

□ 한쪽 눈에 막이 덮인 것처럼 뿌옇게 보인다.

□ 시야가 좁아진다.

□ 물건이 이중, 삼중으로 보인다.

□ 생각대로 글자를 쓸 수 없다.

이러한 초기 증상을 일과성허혈발작이라고 한다. 보통 뇌로 가는 혈액의 흐름에 이상이 생기더라도 혈전이 녹으면 혈액순환과 혈압 모두 정상으로 돌아간다. 따라서 20~30분 또는 24시간 이내에 증상이 사라지기 때문에 방치하는 일이 많지만, 이런 초기 증상을 경험한 이들 중 50퍼센트는 48시간 이내, 15~20퍼센트는 3개월 이내에 뇌경색이 발병한다는 사실이 밝혀졌다.

뇌경색과 고혈압은 서로 합병증으로 발생할 때가 많다. 따라서 한번 뇌경색이 발병한 사람은 재발 위험성을 낮추기 위해 철저하게 혈압을 관리할 필요가 있다. 뇌경색뿐 아니라 뇌혈관이 터지는 뇌출혈, 뇌 표면을 덮은 지주막에서 출혈이 발생하는 지주막하출혈이 있을 때도 혈압은 급격히 상승한다.

3 손발이 저린다

고혈압이 있을 때 뇌와 함께 의심해봐야 할 신체기관이 심장이다. 심장의 판막이 제 기능을 잃는 심장판막증이나 심장박동이 불규칙해지는 부정맥이 발생하면 심장 안에 혈액 덩어리가 생길 수 있다. 대동맥 안에 생긴 혈전은 혈관 벽에서 떨어져 나오기도 한다. 이러한 혈액 덩어리와 혈전이 떠다니다가 손발의 말초동맥을 막아 색전증을 일으키면 손발이 저리거나 아프고 차가워진다.

4 숨쉬기 힘들고 얼굴에 열이 오른다

혈압이 높으면 심장이 두근대거나 숨을 쉬기 힘들 수 있다. 가슴에 통증을 느끼거나 얼굴에 열이 오르기도 한다. 하지만 두근거리고 숨이 가쁜 증상은 부정맥, 협심증, 심근경색 같은 심장질환 때문일 가능성도 있다. 어딘가 이상하다는 느낌이 든다면 꼭 진찰을 받아야 한다.

5 몸이 붓는다

눈이 붓고 양말의 고무줄 자국이 좀처럼 사라지지 않거나 신발이 맞지 않는 등 동시에 몸 여기저기가 부었다면 신장에 문제가 생겼을 가능성이 있다. 신장은 우리 몸에 흐르는 혈액의 양을 조절한다. 예를 들면 물탱크에 딸린 수도꼭지와 같은데, 수압(혈압)이 높아지면 더 많은 물(소변)을 내보내 원래대로 수압을 되돌린다.

하지만 신장에 이상이 생기면 여과 기능이 저하된다. 수도꼭지가 좁아지면 물을 빼낼 때 더 높은 수압이 필요한 것처럼, 여과 기능이 떨어지면 혈압이 높아진다. 대표적인 신장질환에는 만성사구체신염과 신부전이 있다. 혈압 상승 외에 다음 같은 징후가 있는지도 확인해보자.

☐ 소변의 색이 탁하고 소변에서 거품이 난다(단백뇨).

☐ 갈색으로 보일 만큼 짙은 색 소변을 본다(혈뇨).

□ 화장실에 가는 횟수가 많아졌다.

6 의외로 도움이 되는 지인들의 의견

큰 병에 걸린 환자들은 대부분 이런 말을 한다. "그러고 보니 얼마 전부터 계속 피곤했어. 어쩐지 이상하더라니." 이처럼 사람은 수치로 나타나지 않는 몸의 이변을 분명히 느낄 수 있다. 운명의 갈림길은 그런 느낌을 '아무래도 이상하다'고 알아채는 순간에 나뉜다. 안일하게 증상만 다스리는 혈압약을 복용하고 싶지 않다면 중대한 질환의 징후를 나이 탓으로 돌리며 간과해서는 안 된다. 내 몸이 보내는 신호를 적극적으로 받아들이고 그 원인을 밝혀내는 행동으로 연결시켜야 한다.

많은 사람이 어떤 식으로든 몸속 신호를 느끼면서도 일상생활에 치여 당장 눈앞에 쌓인 일만 해결하고 병원에 가겠다며 때를 놓친다. 이럴 때는 주변 사람들의 의견이 의외로 도움이 된다. 본인의 평소 모습을 아는 사람이 "무슨 일 있어? 얼굴색이 안 좋아."라든지 "요즘에 많이 피곤해?"라고 묻는 일이 많아지면 자신의 건강 상태에 진지하게 주의를 기울여야 할 시점이라고 볼 수 있다.

✦ 남성의 돌연사가 많은 이유

고혈압을 방치하면 돌연사로 이어질 수도 있다는 말이 있다. 실제로 의료 시설에 이송된 환자 중에서 증상 발현 후 24시간 이내에 사망한 사례를 3년 동안 추적 연구한 보고가 있다. 이 연구 보고에 따르면 총 194건 중 외상이나 암 말기 증상 등을 제외한 내인성 요인 때문에 돌연사한 사례는 131건이었다. 그중에 뇌질환(뇌출혈, 지주막하출혈, 뇌색전증)은 21퍼센트, 심장질환(허혈성심장질환, 대동맥류 파열·해리, 심부전, 부정맥)은 71퍼센트, 호흡기질환은 8퍼센트였다.

동맥경화는 뇌와 심장질환에 공통적으로 나타나는데, 동맥경화를 일으킨 위험 인자를 조사한 결과 고혈압이 37퍼센트로 가장 많았고 당뇨병과 고지혈증은 각각 12퍼센트였다. 그러니 고혈압이 돌연사로 이어진다는 말은 의심할 여지없는 사실이다.

질환별 남녀의 비율을 보면 뇌질환은 남성 17건, 여성 10건이고 심장질환은 남성 57건, 여성 36건이었다. 모두 남성이 많은 편이다. 주위에서 한창 일할 나이에 갑자기 쓰러져서 세상을 떠난 사람이 있다면 남성이 더 많을 것이다. 그 이유는 무엇일까?

남성의 돌연사 비율이 높은 원인 중 하나로, 남성이 몸이 보내는 신호를 그냥 지나치기 쉽고 알아채더라도 방치하는 경우가 많다는 점을 꼽을 수 있다. 여성은 매달 월경을 하는 데다 그에 따른 생체 리듬을 파악하는 습관이 폐경 뒤에도 남아있다. 시작할 때가 됐는데 소식이 없거나 더 오래하는 등 평소와 다른 이상을 느끼면 조기에 문제를 파악해 생활습관을 돌아보거나 진찰을 받는 일에 익숙하다.

하지만 남성에게는 이처럼 달마다 자기 관리를 할 기회가 없다. 신체 이상을 느끼더라도 회사에 피해를 주어서는 안 된다며 차일피일 미룰 때가 많다. 특히 관리직에 오르면 책임감이 강해져 본인이 없으면 회사가 돌아가지 않는다는 생각에 쉴 수가 없다. 그러다가 어느 날 갑자기 쓰러져 세상을 등지는 것이다.

혈압이 갑자기 올랐다면 우리 몸 어딘가 이상이 있다는 신호를 보냈다는 뜻이다. 그럴 때는 우선 진찰을 받아 원인을 밝혀내자. 평소 혈압이 높은 원인에는 반드시 생활습관이 있다. 생활습관 때문에 생긴 질환을 고치는 특효약은 당연히 생활습관 개선이다. 바쁜 일상에 쫓기느라 일부러 시간을 낼 틈이 없더라도 1장에서 소개한 강압 지압과 강압 스트레칭만 실천하면 고혈압 체질을 근본부터 개선할 수 있다.

3
고혈압은
약으로
낫지 않는다

고혈압에는 약을 먹어야 한다는 말이 상식이 되어서는 안 된다. 고혈압 환자가 늘어난 배경에는 하향된 고혈압 기준치, 제약업계의 계략 등이 복잡하게 얽혀있다. 많은 의사가 고혈압 치료 가이드라인에 따라 이렇다 할 비판 없이 혈압약을 처방하는 현실 속에서, 문제의식을 가지는 것은 매우 중요한 일이다.

일본에서 가장 많이 소비되는 약은 혈압약

○

"고혈압은 자각 증상이 없어서 침묵의 살인자라고도 합니다. 그냥 두면 뇌졸중이나 심장병이 생기거나 불시에 생명을 앗아가는 심각한 증상을 일으키거든요. 그러니 혈압 내리는 약을 드셔야 해요."

의료 현장에서 흔히 오가는 말이다. 그리고 이런 이야기를 들으면 덜컥 겁이 나서 오늘부터 약을 꼭 챙겨 먹어야겠다고 다짐하는 것이 사람의 심리다. 하지만 '정말 그럴까?'라고 한 번만 더 의심해보자. 나이가 들면서 자연적으로 혈압이 올랐을 뿐인데 혈압약을 처방받은 사례가 굉장히 많기 때문이다.

실제로 혈압약은 일본에서 가장 많이 소비되는 약이다. 2014년 후생노동성이 발표한 '의약품 약효 중분류별 생산 금액'에서 혈압강하제와 혈관확장제를 더하면 전체의 11.4퍼센트를 차지하고 금액은 7천525억 8천700만 엔이다. 모든 약제 중에서 고혈압약의 비중이 가장 높다.

후생노동성의 2015년 인구동태통계월보 연간 합계를 보면 일본인의 사망 원인 1위는 악성신생물(암, 악성종양)로 전체 사인의 28.7퍼센트를 차지한다. 사망 원인 2위인 심장질환은 15.2퍼센트, 3위인 폐렴은 9.4퍼센트, 4위인 뇌혈관질환은 8.7퍼센트다. 고혈압과 관계가 깊다고 알려진 심장질환과 뇌혈관질환을 더하면 23.9퍼센트다. 악성신생물보다 비율이 낮은 셈이다. 그런데 약제비가 가장 많이 쓰이는 의약품은 고혈압약이다. 혈압을 내리기 위한 혈압강하제를 복용 중인 환자는 1천155만 명이다. 인슐린 주사, 혈당을 내리는 약, 콜레스테롤을 낮추는 약에 비해 압도적으로 많은 데다 이전 조사보다 104만 명이 증가했다(2013년 후생노동성 국민영양조사 약품 복용 현황). 고혈압인 사람 중에서 혈압약을 복용하는 비율은 지난 30년 사이에 남녀 모두 거의 20퍼센트 증가한 것이다(그림 10 참조).

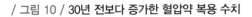

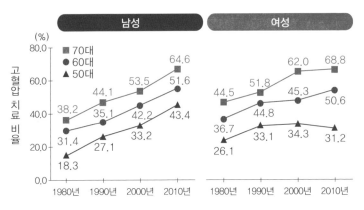

1980년부터 2010년까지 고혈압인 사람 중에서 혈압약을 복용하는 환자의 비율을 10년마다 조사했다.

자료: 제3차 순환기질환 기초조사 「NIPPONDATA80」/ 제4차 순환기질환 기초조사 「NIPPONDATA90」
/ 제5차 순환기질환 기초조사 「NIPPONDATA2010」

✤ 기준치를 내리자 환자 수가 늘었다

고혈압에는 다른 어떤 질환보다 많은 약이 처방되고 있다. 치료 대상자도 계속 증가 중이다. 여기까지 들으면 '고혈압인 사람이 늘고 있으니 약 처방이 많아지는 건 당연한 일 아닌가?' 하고 생각할지 모른다. 하지만 그 배경에는 제약업계의 계략이 깊이 관계되어 있다. 이제부터는 그 근거를 소개해

보겠다.

  일찍이 '연령+90', 예를 들어 50세 때 수축기 혈압이 140 안쪽이면 문제가 없다고 판단하던 시절이 있었다. 2000년에 일본고혈압학회가 개정한 고혈압 치료 가이드라인에서는 최고 혈압 140, 최저 혈압 95 이상을 고혈압으로 보고 투약 치료를 기준으로 제시했다. 그 뒤로 정상 혈압의 기준치가 점점 떨어져 최고 혈압 130, 최저 혈압 85 미만이 되었다. 이처럼 가이드라인이 개정될 때마다 기준치가 내려갔다는 사실을 많은 사람이 알아야 한다. 160이었던 기준치가 140으로 떨어지면 그 전까지 경계역에 있어 혈압약 복용을 하지 않아도 됐던 사람이 새롭게 고혈압 환자가 될 수밖에 없다. 그리고 꼭 내려야 하는 목표치까지 혈압을 낮추기 위해 두세 종류의 약품을 복용하는 치료를 시작하는 것이다.

만성질환은
약으로 낫지 않는다

혈압은 자연적인 신체 작용으로 나이와 함께 서서히 올라간
다. 조금씩 높아진 혈압은 급성이라기보다 만성이라고 할 수
있다. 특히 건강에 소홀하거나 운동량이 부족해서 혈압이 올
라갔다면 생활습관병에 해당하기 때문에 증상의 원인인 생활
습관을 개선해야만 근본적으로 치료할 수 있다. 급성질환은
약으로 다스릴 수 있지만 만성질환은 약으로 낫지 않는다. 즉,
고혈압 같은 생활습관병은 약으로 치료할 수 없다.

그런데도 한번 처방받으면 죽을 때까지 먹어야 한다는 생

각에 계속 복용하는 것이 혈압약이다. 의사가 "혈압이 높네요. 예전보다 가슴이 두근거리거나 숨이 가쁘지 않으세요?"라고 물어보면 대부분의 사람들은 '지하철 계단을 올라갈 때 어쩐지 전보다 심장이 두근거리던 느낌' 등을 떠올린다. 그러고는 이거구나 싶어서 "네!" 하고 대답한다. 나라도 그렇게 대답할 것이다. 그리고 혈압약을 처방받는다.

약을 처방받은 사람은 '벌써 그럴 나이가 됐구나.'라고 생각하면서 약을 먹기 시작한다. 여기서 문제는 사람들의 머릿속에 '혈압약은 언젠가 먹어야 하는 약'이라는 생각을 심어놓는 의사에게 있다.

물론 뇌질환이나 심장질환으로 이어질 법한 고혈압이라면 혈압약은 중요한 치료법이다(74~79쪽 참조). 하지만 그 외의 경우에는 기준치를 넘었다는 이유만으로 곧바로 찾아야 하는 약이 아닐뿐더러 장기간 복용하면 부작용이 발생한다는 사실도 기억해야 한다. 많은 의사가 고혈압 치료 가이드라인에 따라 이렇다 할 비판 없이 혈압약을 처방하는 현실 속에서 문제의식을 가지는 것은 매우 중요한 일이다.

✦ 너무 엄격한 목표치는 무의미하다

일본인을 대상으로 2008년에 실시한 한 연구를 소개한다. 이 연구의 목표는 고령자의 고혈압을 어느 정도 내려야 효과적인지 확인하는 것이었다. 대상자는 65~85세의 고령 고혈압 환자(수축기 혈압 160 이상) 4천418명이며, 수축기 혈압을 140 미만으로 유지하는 엄격한 목표군과 수축기 혈압을 140~160 미만으로 유지하는 완화된 목표군으로 나누어 2년 동안 치료를 실시했다. 연구 제목은 'JATOS(The Japanese Trial to Assess Optimal Systolic Blood Pressure in Elderly Hypertensive Patients)'였다(그림 11 참조).

이 연구에서는 혈압강하제의 일종인 칼슘길항제를 주로 투여했다. 그 결과 엄격한 목표군과 완화된 목표군을 통틀어 뇌혈관질환, 심장·혈관 질환, 신장기능장애 모두 발병과 사망 건수의 의미 있는 차이는 보이지 않았다. 엄격한 혈압 기준을 근거로 강력한 강압 치료를 할 필요성을 찾지 못했다는 뜻이다.

(괄호 안은 사망 건수)

	엄격한 목표군[2,212명]	완화된 목표군[2,206명]
뇌혈관질환	52(3)	49(3)
뇌경색	36(2)	30(0)
뇌출혈	7(0)	8(1)
지주막하출혈	1(1)	4(2)
일과성허혈발작	8(0)	7(0)
심장·혈관 질환	26(6)	28(4)
협심증	9(0)	10(0)
심근경색	6(1)	6(0)
심부전	8(4)	7(1)
폐색성동맥질환	2(0)	1(0)
복부대동맥파열	0(0)	1(1)
대동맥류 악화	0(0)	2(1)
돌연사	1(1)	1(1)
신장기능장애	8(0)	9(1)

65~85세의 고령 고혈압 환자(수축기 혈압 160mmHg 이상) 4,418명 가운데 2,212명은 수축기 혈압을 140mmHg 미만으로 유지하는 엄격한 목표군, 2,206명은 140~160mmHg로 유지하는 완화된 목표군으로 나누고, 염산에포 니디핀을 기초약으로 투여했을 때 2년간의 발병 질환 수를 비교했다. 모든 질 환에서 발병, 사망 건수의 우위성은 없었다.

자료: Hypertens Res.;31, 2115-27,2008

고혈압 치료와
뇌경색의 상관관계

흥미로운 연구가 하나 더 있다. 고혈압 치료 가이드라인의 수치가 너무 낮게 설정됐다는 문제의식을 바탕으로 도카이대학 의학부 기초의학계열의 오구시 요이치 교수 팀이 관련 내용을 검증한 것이다. 결론부터 말하면 혈압 160/100까지는 치료할 필요가 없고 약물로 조절하는 수치는 20 정도로 제한할 필요가 있다. 다시 말해 혈압약으로 20밀리미터 머큐리 이상 혈압을 내리면 위험하다고 오구시 교수는 주장한다.

이 연구에서는 노인 기본 검진을 받은 가나가와현 이세하라

시의 2만 6천569명, 후쿠시마현 고리야마시의 4만 1천273명, 급성기 뇌졸중 환자 데이터베이스 등을 통계 분석했다.

그림 12에서 혈압 수준별로 정리한 남녀별 총사망률을 보면 남성은 최고 혈압 140 이상, 여성은 최고 혈압 130 이상부터 총사망률이 유의미하게 상승한다.

하지만 그림 13과 그림 14를 보자. 연령별로 구분한 사망률을 보면 남녀 모두 어떤 연령대에서든 최고 혈압 160 미만까지는 총사망률이 일정하며, 총사망률이 크게 상승하는 혈압은 180 이상이라는 사실을 알 수 있다.

/ 그림 12 / **남녀별 혈압 수준과 총사망률**

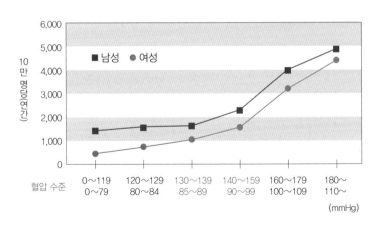

자료: 의료정보학28;125-137,2008

/ 그림 13 / 남성의 연령별 혈압 수준과 총사망률

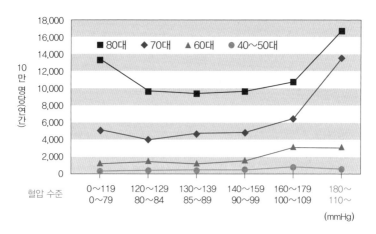

자료: 의료정보학28;125-137,2008

/ 그림 14 / 여성의 연령별 혈압 수준과 총사망률

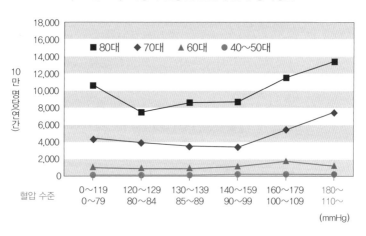

자료: 의료정보학28;125-137,2008

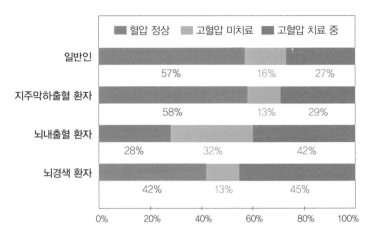

자료: 의료정보학28;125-137,2008

일반인과 뇌졸중 환자를 비교한 그림 15도 살펴보자. 이 그래프에서 주목할 부분은 뇌내출혈 환자와 뇌경색 환자다. 뇌내출혈 환자는 일반인과 비교해 고혈압일 때 치료를 받지 않은 사람이 더 많다는 사실을 알 수 있다. 하지만 뇌경색을 보면 고혈압 치료 중인 뇌경색 환자가 45퍼센트로 고혈압 치료 중인 일반인의 27퍼센트보다 1.7배에 달한다. 고혈압 그 자체보다 고혈압 치료가 뇌경색의 위험 요인일 가능성이 있다는 뜻이다.

약으로 혈압을 내리면
머리가 멍해지는 이유

뇌경색에 대해서는 할 말이 아주 많다. 뇌혈관을 막는 혈전은 심장 판막 주변에서 생성된다는 사실이 밝혀졌다. 그런 의미에서 부정맥은 뇌경색을 일으키기 쉬운데 심장 밖으로 혈액을 내보내는 판막이 제 기능을 하지 않고 가늘게 떨리기만 하면 혈액이 제대로 흐르지 못해 덩어리로 굳기 때문이다. 이 핏덩어리(혈전)가 뇌로 흘러가 뇌혈관을 막으면 뇌경색이 발생한다.

분명 자연 상태의 심장은 열심히 펌프 작용을 해서 혈전이 생기지 않도록 혈액의 흐름을 개선시킨다. 하지만 혈압약 중에는 심장의 운동을 약화시켜서 혈압을 떨어트리는 종류가 있다. 이 약을 복용하면 혈액이 잘 흐르지 않을 때조차도 심장이 강력하게 움직일 수 없기 때문에 혈전이 생길 가능성이 높다.

혈관을 확장시켜 혈압을 낮추는 약도 마찬가지다. 혈전을 감지했을 때 원래의 몸 상태라면 혈전 때문에 혈관이 막히지 않도록 혈액을 더 빠르게 순환시킨다. 하지만 혈관을 확장시키면 혈압이 떨어지기 때문에 오히려 혈액의 흐름이 약해진다. 결과적으로 혈압약 때문에 뇌경색이 발병할 가능성이 생기니, 이는 주객전도나 다름없다.

혈압약을 먹으면 머리가 멍하고 기운이 없다는 환자가 꽤 많은데 이런 느낌은 결코 기분 탓이 아니다. 혈압을 강제적으로 내리면 혈액이 뇌까지 거슬러 올라가는 힘도 약해지기 때문이다. 몸을 가누지 못하거나 현기증이 나고 머리가 멍한 증상은 뇌에 다다르는 산소가 부족하다는 신호다. 이렇게 뇌에 충분한 산소와 영양분이 공급되지 않는 상태가 몇 년이나 계속되면 치매로 이어질 가능성이 높아질 수밖에 없다.

✦ 혈압약은 수치를 내리기 위해 처방된다

얼마 전 고향 집에 갔을 때 식사를 마친 어머니가 식탁 한 가득 약을 펼쳐놓으셨다. 혈압이 160이라며 몇 종류나 되는 혈압약을 드시고 계셨던 것이다. '연령＋90' 기준으로 보면 84세인 어머니의 혈압은 정상 범위이기 때문에 특별한 증상이 없으면 약을 안 드셔도 된다고 말씀드려도 "아니야, 의사 선생님이 주신 거야."라며 좀처럼 아들을 믿지 않았다. 그래도 포기하지 않고 혈압약 하나하나를 설명하고 이해시킨 뒤에야 혈압약 복용을 멈추겠다는 대답을 들을 수 있었다. 그러고 일주일 동안 혈압을 쟀는데 역시나 수치는 변함이 없었다. 주치의에게 그 사실을 전했더니 "그럼 드시지 않아도 되겠네요."라고 하셨단다.

혈압이 높지만 정확한 원인을 모를 때는 본태성 고혈압이라는 병명이 붙는다. 하지만 일단 병명을 붙여서 부를 뿐 '원인 불명의 고혈압 증상'이라는 뜻이다. 본태성 고혈압과 비교해 신장 이상 등 다른 질환 때문에 혈압이 올랐을 때는 속발성 고혈압이라고 한다.

속발성 고혈압은 비교적 젊을 때부터 혈압이 높은 반면 본태성 고혈압은 중년 이후 해가 갈수록 점점 혈압이 오르는 경향이 있다. 일본에서는 본태성 고혈압이 거의 90퍼센트를 차지한다. 혈압이 오른 이유보다 혈압 수치만 문제시한다는 뜻이다. 결국 오직 수치를 내리기 위해 부작용을 얻는 셈이다.

병원에서 고혈압 진단이 나오면 자각 증상도 거의 없고 아직 필요한 단계가 아닌데도 혈압약을 처방한다. 나이가 들어 자연스럽게 혈압이 오른 고령자에게도 안일하게 처방한다. 질환을 고쳐야 할 의료계에서 질환을 만들어내고 있는 것이다.

✤ 제약 산업의 뒷사정

의료 현장에서 혈압약이 펑펑 처방되고 경계 영역에 있는 많은 사람까지 고혈압 환자가 된 이유는 무엇일까? 이를 알기 위해선 제약업계의 실태를 살펴볼 필요가 있다.

약 30년 전 약해에이즈사건(薬害エイズ事件)이 발생했다. 오염된 혈액응고인자제제(비가열혈액제제)의 위해성을 알면서도 제약회사의 이익을 우선해 회수하지 않고 계속 판매한 결과, 인간 면역 결핍 바이러스(HIV, Human Immunodeficiency Virus) 감염이 확산되어 600명 이상이 사망한 사건이다. 국가와 제약회사가 재판에서 잘못을 인정하고 피해자와 합의하긴

했지만, 환자에게 투여하면 어떻게 될지 알면서도 약품을 판매했으니 이는 명백한 살인 행위다. 참으로 충격적인 사건이 아닐 수 없다.

제약회사의 목표는 질환별로 제작되는 치료 가이드라인에 자사의 제품이 게재되는 것이다. 의료 현장에서 의사는 이 가이드라인을 투약 지침으로 삼고 병원도 해당 제품을 대규모로 주문하기 때문이다.

현대의 의료 시스템에서 의학부와 의사회는 제약 산업과 의료기기 산업의 막강한 영향력 아래에 있다. 의사는 제약회사가 개최하는 강연회를 통해 약에 대해 공부한다. 제약회사는 바쁜 의료진을 위해 최대한 알고 싶어 할 만한 정보만 적힌 팸플릿을 교재로 사용한다. 당연한 이야기지만 그 팸플릿에 약의 이점은 대문짝만 하게, 부작용은 깨알만 하게 적혀 있다. 의사가 약의 효과는 알아도 부작용이 무엇인지 잘 모르는 현실은 이러한 강연회의 탓이기도 하다.

한편 약사가 공부하는 약학은 의사가 공부하는 의학과는 성격이 다르다. 약학에서는 약의 성분이 체내에 들어갔을 때 무슨 일이 생기는지, 신체 장기의 어디에 흡수되어 분해되는지를 비롯해 독성과 치사율까지 철저히 공부한다. 그러니 약에 관해 궁금할 때는 '약사에게 묻기'를 습관화하자.

신약은 종전의 약보다 훨씬 비싸기 때문에 제약회사에서 적극적으로 홍보 활동을 펼친다는 점도 알아두자. 혈압약을 환자가 죽을 때까지 먹어야 하는 약으로 만든다면, 제약업계는 평생 고객을 확보할뿐더러 가만히 있어도 매년 100만 명의 고객이 늘어나는 거저 먹기식 장사를 하게 되는 셈이다.

그 결과 의사는 제약회사가 조장한 편견 속에서 약에 관한 정보를 주입당하고 '이 고혈압 증상에는 이 약'이란 식으로 판단하게 된다. 약의 종류와 용량도 가이드라인에 따라 결정하기 때문에 '이 약은 이런 상황이라면 쓰지 않는 편이 좋다'는 정보는 아무리 의사라 해도 적극적으로 공부하지 않는다면 좀처럼 얻기 힘들다.

이럴 때 환자 자신은 무엇을 할 수 있을까? 의사가 혈압약을 복용하자고 권했을 때 "좀 더 상황을 지켜보면 어떨까요? 일단 생활습관을 개선해서 혈압이 얼마나 떨어지는지 보고 싶은데요."라고 대답하는 것이 가장 알맞은 자세다.

주요 혈압약과
주의해야 할 부작용

고혈압에 처방되는 주요 혈압강하제의 기능과 부작용을 알아보자.

✦ 주로 처방되는 약품(제1선택약)

칼슘길항제

혈관을 수축시키는 칼슘이온의 활동을 억제함으로써 혈관

의 평활근을 이완시키고 혈관을 넓혀 혈압을 떨어트린다.

- **부작용:** 두근거림, 두통, 안면홍조, 부종, 변비 등이 있다.

ARB

안지오텐신 II 수용체차단제(Angiotensin II Receptor Blocker). 혈압을 높이는 안지오텐신 II의 활동을 억제하여 혈관 수축, 체액 저류, 교감신경 활성을 차단시켜 혈압을 낮춘다. 심장, 신장, 뇌에 합병증이 있거나 당뇨병인 환자에게 제1선택약이다.

- **부작용:** 부작용이 적은 편이지만 임신 또는 수유 중일 때는 투여를 금한다. 중증 신장기능장애 등 신장에 이상이 있다면 신중하게 투여한다.

ACE 억제제

안지오텐신전환효소억제제(Angiotensin-Converting Enzyme Inhibitor). 혈액 또는 조직 속에서 혈압을 높이는 안지오텐신 II의 생성을 막아 혈압을 내리는 효과가 있다. 심근경색 재발 예방을 위한 제1선택약이다.

- **부작용:** 마른기침. 드물지만 혈관신경성 부종을 일으킬 수 있다.

이뇨제

식염 감수성(혈압이 염분에 민감하게 반응하는 성질)이 높아서 생기는 고혈압에 사용한다. 몸 안에 염분이 쌓이면 혈압이 오르기 때문에 소변 속 수분과 함께 염분을 배출시켜 혈압을 떨어트린다. 심부전을 예방하는 효능도 있다.

- **부작용:** 저나트륨혈증, 저칼륨혈증, 저마그네슘혈증 등의 전해질 이상과 고요산혈증, 고중성지방혈증, 내당능장애(식후 혈당이 정상과 비정상 사이의 수치를 보이는 상태) 등의 신진대사에 악영향을 미친다. 빈도가 적지만 광선과민증, 혈소판감소증을 일으킬 수 있다.

✛ 그 밖의 혈압약

베타차단제(알파-베타차단제도 포함)

심장의 수축력을 떨어트려 심박출량을 저하시킴으로써 레닌(Renin, 혈압 조절에 관계하는 효소)이 활성화되지 않도록 차단한다. 달리 말하면 교감신경을 억제해 혈압을 떨어트리는 약이다.

- **부작용:** 기관지 천식일 때는 사용을 금한다. 만성 폐쇄성

폐질환일 때는 신중하게 투여한다. 갑자기 중단하면 협심증 또는 고혈압 발작을 일으킬 수 있다.

알파차단제

교감신경 말단에 있는 평활근 수용체를 차단해 혈관 수축을 억제함으로써 혈압을 떨어트린다.

● **부작용:** 첫 번째 투여 시 기립성 저혈압에 따른 현기증, 두근거림, 실신의 위험이 높기 때문에 소량으로 시작한다.

직접적 레닌억제제

DRI(Direct Rennin Inhibitor)라고도 한다. 혈압 상승에 관여하는 레닌 효소의 활성을 억제해 혈압을 내린다. 장시간 강압효과를 발휘한다.

● **부작용:** 혈관 부종, 아나필락시스(심한 쇼크 증상처럼 전신에 급격하게 발생하는 항원 항체 반응--옮긴이), 고칼륨혈증, 신장기능장애.

복합제

ARB와 칼슘길항제 또는 ARB와 이뇨제를 한 알에 배합한 약품.

✦ 주요 혈압약의 숨겨진 비밀

칼슘길항제와 베타차단제는 원래 협심증과 심근경색의 예방과 치료를 위해 사용하다가 혈압 강하 효능을 인정받아 혈압약으로 쓰이게 된 약품이다. 혈압을 내리는 혈압강하제를 복용할 때 발생하는 대표적인 부작용은 혈액이 온몸에 골고루 퍼지지 못한다는 점이다. 특히 중력을 거슬러 혈액을 공급받는 뇌와 눈이 손상되기 쉽다. 현기증이 나거나 몸을 가누지 못하는 일도 많아진다. 고령자가 되면 백내장, 녹내장 같은 눈 관련 질환이 늘어나는 것도 혈압강하제의 영향일 수 있다. ARB는 칼슘길항제 다음으로 빈번하게 사용하는 혈압약인데 ARB를 이처럼 많이 처방하게 된 배경에는 숨은 이유가 있다.

예전에는 고혈압을 치료할 때 ACE 억제제가 주로 사용됐는데 ACE 억제제의 특허 만료가 다가왔다. 특허 만료는 모든 제약회사가 안고 있는 고민의 씨앗이다. 특허가 만료되면 다른 제약사가 동일한 성분의 후발 의약품을 시장에 투입할 수 있게 되어 판매량이 급감하기 때문이다.

ACE 억제제가 안겨주는 막대한 이익이 사라질 위기에 처하자 제약회사는 그다음 돈줄로 ARB를 개발한 뒤 새롭고 안

전하며 효과가 탁월한 약품이라며 대규모 홍보전을 펼쳤다. 그 결과 의료계에서는 ARB가 가장 기본적인 혈압강하제가 되었다. 의료 현장에서 처방되는 약에는 이처럼 제약업계의 뒷사정이 반영된다는 점도 알아두어야 할 측면이다.

4

고혈압은
저염식으로
낫지 않는다

국이나 찌개에 넣는 소금을 줄이고 라면 국물은 먹지 않는다? 많은
사람들이 믿고 있는 상식처럼, 최대한 많은 염분을 식탁에서 몰아내
는 것이 고혈압 대책의 철칙인 것일까? 하지만 세계적인 연구 결과
는 저염식의 효과에 물음표를 던지고 있다. 이 장에서는 고혈압과 저
염식의 상관관계를 낱낱이 파헤쳐보도록 하겠다.

고혈압에
저염식이 좋다는 근거

염분을 너무 많이 섭취하면 고혈압의 원인이 된다는 말은 건강에 거의 관심이 없는 사람에게도 상식 수준으로 파고들었다. 『고혈압 치료 가이드라인 2014』에도 식염 제한이라는 항목이 생겼는데 1일 염분 섭취 목표량을 6그램 미만으로 설정하고 있다.

서구의 가이드라인에서도 일본과 거의 같은 1일 6그램 미만 혹은 그 이하로 염분 섭취를 줄이라고 권장한다. 심지어 2012년에 발표한 세계보건기구(WHO) 가이드라인에 이르러서는 2025년까지 1일 5그램 미만으로 줄일 것을 권장하고 있다.

고혈압에 저염식이 필수라는 주장의 근거 중 하나는 '대시 소듐(DASH-Sodium)'이라는 연구다. 1997년부터 1999년까지 미국에서 실시된 연구로, 참가자 412명을 하루 염분 섭취량 8.7그램, 5.9그램, 2.9그램으로 제한하는 세 그룹으로 나누고 30일 후에 혈압을 측정한 결과, 소금 섭취량이 적은 그룹일수록 혈압이 내려갔다는 내용이다(그림 16 참조). 소금을 가장 적게 섭취한 그룹에서 혈압이 가장 큰 폭으로 떨어졌고 최초 혈압이 높았던 사람일수록 그 경향이 뚜렷했다.

/ 그림 16 / **염분 제한에 따른 강압 효과**

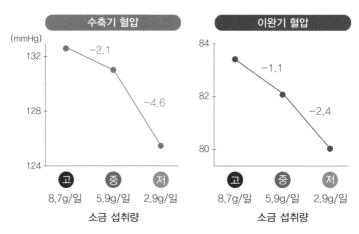

자료: N Engl J Med 2001

연구진은 소금 섭취량을 큰 폭으로 줄이면 혈압이 떨어진다고 결론지었다. 하지만 여기에는 몇 가지 문제가 있다. 우선 피험자의 41퍼센트가 수축기 혈압 140~159의 고혈압이긴 했지만 평균 연령 48세로 비교적 젊었고, 실험 기간이 겨우 4주였기 때문에 매우 한정된 결과라는 것이다.

더욱이 피험자 선택이 공평하지 않았다는 것도 문제점으로 꼽을 수 있다. 소금을 섭취해도 혈압이 상승하지 않는 식염 저항성이 아니라 혈압이 금세 상승하는 식염 감수성이 높은 피험자가 많았기 때문에, 염분 섭취를 줄이자 혈압이 떨어졌다는 결과는 너무도 당연한 현상이었던 것이다.

그렇다면 소금과 고혈압의 관계는 언제부터 문제가 되었을까? 아마도 1961년에 발표된 연구 결과가 발단인 듯하다(그림 17 참조). 세계 다섯 지역의 소금 섭취량과 고혈압 유병률을 조사한 결과 일본 남부는 염분 섭취량이 14그램이고 고혈압 환자가 21퍼센트인 데 반해 일본 북부는 염분 섭취량이 26그램으로 훨씬 많고 고혈압 환자도 40퍼센트에 가까웠다. 또한 알래스카의 에스키모족은 소금 섭취량이 극도로 적고 고혈압이 거의 없었다는 점을 근거로 고혈압 예방에는 저염식이 중요하다고 결론내린 것이다.

하지만 이 자료를 자세히 들여다보면 석연치 않은 곳이 한

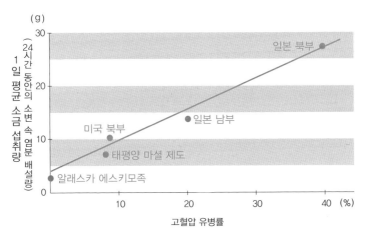

/ 그림 17 / 1961년 발표된 소금 섭취량과 고혈압 유병률의 상관성

자료: Med Clin North Am.;45:271-83, 1961

두 군데가 아니다. 조사 대상이 미국은 남성만 1천124명, 마셜 제도는 남녀 231명인데 에스키모에 이르러서는 겨우 남녀 20명뿐이다. 게다가 에스키모는 염분을 거의 섭취하지 않는다. 지역 선정 기준도 명확하지 않을뿐더러 성별과 샘플 수도 들쭉날쭉하고 연령대도 비슷하다. 어떻게 해서든 염분과 고혈압을 연결 짓고 싶었던 거라고 생각할 수밖에 없는 대목이다.

염분 섭취량과
고혈압의 상관관계

그렇다면 소금 섭취량과 고혈압의 관계를 명확히 밝혀낸 연구는 없는 걸까? 1982년에 국제심장학회가 전 세계에서 일괄 조사를 시작하면서, 영국의 런던대학과 미국 시카고의 노스웨스턴대학에 연구소를 설립하고 1988년에 결과를 발표한 연구가 있다. 32개국 52개 지역에서 20~59세 남녀 약 1만 79명을 대상으로 실시한 '인터솔트 연구(Intersalt study)'다.

인터솔트 연구진은 무작위로 선정한 피험자의 혈압을 측정하고 소변을 채취한 뒤 나트륨 배설량을 측정했다. 소변 속의 염분 배설량을 통해 소금 섭취량을 추정할 수 있기 때문이다.

결과는 놀라웠다. 116쪽의 그림 18을 보아도 알 수 있듯 소금 섭취량이 높은 일본과 중국의 고혈압 유병률이 약 10퍼센트인 데 반해 소금 섭취량이 낮은 서구의 고혈압 유병률은 20~30퍼센트로 기존의 주장과 정반대되는 결과가 나왔다. 요컨대 소금 섭취량이 많은 곳의 혈압이 낮았던 것이다. 더욱이 중국의 톈진(天津)에서는 1일 14그램으로 염분 배설량이 가장 많은데도 1일 6그램인 미국의 굿맨(Goodman)보다 고혈압 유병률이 낮았다.

이 그래프로 알 수 있듯 1일 염분 섭취량이 6~14그램 사이일 때는 염분 섭취량과 고혈압 발생의 상관관계를 찾아볼 수 없다. 그런데도 현재 소금 섭취량이 평균 10그램 수준인 일본인에게 소금을 더 줄이라고 권하는 근거로 인터솔트 연구가 제시되는 것은 이상한 일이다.

✤ 소금 섭취와 심근경색의 상관관계

염분 섭취와 고혈압의 관계에 주목한 1961년 당시처럼, 하루 30그램에 가까운 소금을 섭취한다면 저염식에도 의미가

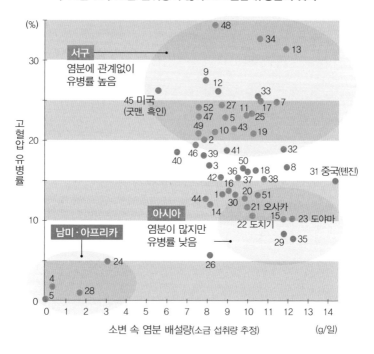

/ 그림 18 / 소금 섭취량이 많아도 고혈압 유병률이 낮다

서구
염분에 관계없이
유병률 높음

45 미국
(굿맨, 흑인)

아시아
염분이 많지만
유병률 낮음 →

남미·아프리카

31 중국(톈진)

21 오사카
22 도치기
15
23 도야마
29 35

24

26

28

고혈압 유병률 (%)

소변 속 염분 배설량(소금 섭취량 추정)   (g/일)

1 아르헨티나	17~20 이탈리아	34 포르투갈
2~3 벨기에	21 일본(오사카)	35 북한
4~5 브라질	22 일본(도치기)	36 소비에트연방(소련)
6~7 캐나다	23 일본(도야먀)	37~38 스페인
8 콜롬비아	24 케냐	39 대만
9 덴마크	25 몰타	40 트리니다드토바고
10 동독	26 멕시코	41~43 영국
11~12 핀란드	27 뉴질랜드	44~49 미국
13 헝가리	28 파푸아뉴기니	50~51 서독
14 아이슬란드	29~31 중국	52 짐바브웨
15~16 인도	32~33 폴란드	

자료: BMJ.;297319-28,1988

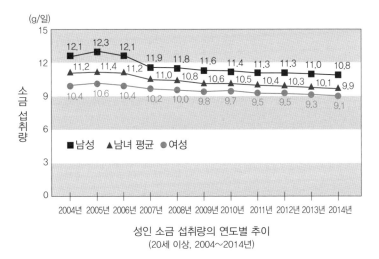

/ 그림 19 / 감소하고 있는 일본인의 소금 섭취량

(g/일)

소금 섭취량

■남성 ▲남녀 평균 ●여성

2004년 2005년 2006년 2007년 2008년 2009년 2010년 2011년 2012년 2013년 2014년

성인 소금 섭취량의 연도별 추이
(20세 이상, 2004~2014년)

자료: 후생노동성 2014년 국민 건강 · 영양 조사

있을지 모른다. 하지만 일본인의 소금 섭취량은 앞서도 말했 듯 하루 평균 10그램이다. 최근 10년 동안 남녀 모두 1.5그램 감소했다. 가까운 장래에는 9그램을 밑돌 듯해 우려스럽다(그림 19).

다시 한번 말하지만 소금은 우리 몸에서 아주 중요한 역할을 한다. 소금이 없으면 인간은 살아갈 수 없다. 염분이 부족하면 입 마름, 두통, 구역질, 혈압 저하, 현기증, 권태감, 무기력증 등이 발생한다. 일사병이나 열사병 대책으로 염분이 반드시 필요하다는 것은 많은 사람이 알고 있는 사실이다.

염분 섭취 감량의 위험성에 주목하는 연구자도 있다. 염분 섭취를 줄이면 사망률이 높아진다는 연구 결과가 권위 있는 의학 잡지 『랜싯』에 게재되기도 했다(Lanset.; 351,781-5,1998). 미국에서 25~75세의 성인 2만 7천729명을 대상으로 국민영양조사를 실시한 결과 1일 평균 소금 섭취량이 가장 많은 그룹의 사망률이 가장 낮고, 소금 섭취량이 적은 그룹일수록 협심증, 심근경색 등 심혈관질환으로 인한 사망률이 높았다고 한다. 무턱대고 염분 섭취를 줄이면 오히려 생명을 위협할 수 있다는 사실을 알게 된 연구였다.

우리 몸에는 과잉 염분을
배출하는 기능이 있다

다시 인체의 메커니즘으로 돌아가 보자. 우리 몸은 과다 섭취한 염분을 배설하도록 되어 있다. 짭조름한 포테이토칩을 잔뜩 먹으면 계속 목이 말라서 물을 찾게 된다. 이러한 현상은 혈액 속 나트륨 농도가 높아졌음을 감지한 뇌가 '계속 수분을 섭취해서 나트륨 농도를 되돌려라'라는 명령을 내보냈기 때문이다. 그 결과 체내의 염분이 정상으로 돌아갈 때까지 수분을 섭취하게 된다.

혈액 속의 수분이 늘어난 만큼 혈액의 양도 많아져서 혈압이 상승한다. 하지만 과다 섭취한 만큼 곧 소변으로 배출되기 때문에 혈중 나트륨 농도가 줄어들고 혈압도 자동적으로 떨어진다. 이처럼 염분을 섭취했을 때 혈압이 오르는 것은 일시적인 현상이다.

염분 과다 섭취의 범위에 대해서도 한마디 하겠다. 과연 바닷물을 마실 수 있을까? 바닷물을 벌컥벌컥 마시기란 도저히 불가능하다. 평소 식사할 때 역시 소금을 조금만 많이 쳐도 너무 짜서 먹을 수가 없다. 바닷물의 염분 농도는 약 3.5퍼센트다. 그에 반해 우리가 선호하는 소금 농도를 보면 국물은 약 0.7~1퍼센트, 조림은 약 0.8~2퍼센트로 허용 범위가 좁고 개인차가 적다는 특징이 있다. 소금이 모자라면 맛이 없고 너무 많으면 먹을 수 없다. '간이 딱 맞는다'는 말은 소금기를 느끼는 인간의 미각이 얼마나 섬세한지를 나타낸다.

건강을 해칠 만큼 소금을 먹으려고 해도 실제로는 먹지 못하는 것이 인간의 몸이다. 인체란 정말 감탄스러울 만큼 잘 만들어졌다.

✦ 단, 염화나트륨에 주의하자

그러니 저염식을 외치며 염분 섭취 줄이기에 기를 쓰지 않아도 된다. 그저 본인이 맛있다고 느끼는 범위에서 간을 하고 염분을 섭취하면 아무 문제도 없다. 하지만 이것만큼은 꼭 신경 쓰길 바란다.

바로 어떤 소금을 섭취하는가 하는 점이다. 같은 바닷물에서 나온 소금이라도 입자가 고운 정제염과 그 밖의 가공염, 굵은소금 등을 비교하면 함유된 성분의 차이가 크다. 이런 현상은 1971년에 시행된 염업 정비 및 근대화 촉진에 관한 임시 조치법과 관계가 깊다.

이 법률은 민간 기업이 독자적으로 일본의 바닷물에서 소금을 제조하거나 해외에서 수입하는 것을 금지했다. 따라서 일본에서는 이온 교환막 제염법으로 소금을 제조해야 했고 염화나트륨 함유량이 99.9퍼센트 이상인 정제염 외의 소금 생산이 사실상 불가능해졌다. 그 결과 오랜 세월 동안 친숙한 조미료였던 천연 소금은 특수용 소금이라는 틀 안에서 인정된 극소수 외에 사라질 수밖에 없었다.

그 뒤 1985년 일본전매공사가 일본담배산업주식회사로 민영화되면서 소금 판매가 점점 자유로워졌다. 1997년에는 일본담배산업주식회사의 소금 사업이 재단법인소금사업센터로 이관되었고 2002년에는 소금 판매가 완전히 자유화되었다. 이렇게 1971년 이후 거의 대부분의 식용 소금이 정제염이었던 것도 고혈압의 요인 중 하나로 생각된다.

정제염과
다른 소금의 차이

124쪽의 그림 20을 보자. 네 종류의 소금을 비교한 것인데, 각 소금의 칼륨과 칼슘 함유량이 굉장히 다르다는 사실을 알 수 있다. 그림 21은 현재 일본에서 판매 중인 각 소금의 정보를 정리한 것인데, 그림 20과 마찬가지로 정제염에는 칼륨이 함유되지 않음을 알 수 있다.

칼륨이 없고 염화나트륨의 순도가 높은 정제염을 거의 30년 동안 섭취해온 식생활도 고혈압의 배경과 관계가 있을 것이다.

/ 그림 20 / 정제염에는 칼륨이 거의 없다

(100g당 함유량)

	나트륨 함유량(mg)	칼륨 함유량(mg)
식염	39,000	100
병염(또는 조염)	38,000	160
정제염(가정용)	39,000	2
정제염(업무용)	39,000	2

※문부과학성 『일본식품표준성분표 2015년판(개정7)』을 참고로 작성

각 소금의 종류

식염(食鹽): 염화나트륨 99% 이상
병염(竝鹽) 또는 조염(粗鹽): 염화나트륨 95% 이상
정제염(精製鹽) 가정용: 염화나트륨 99.5% 이상, 탄산마그네슘 포함
정제염 업무용: 염화나트륨 99.5% 이상, 탄산마그네슘 불포함

혈액이 흐르는 혈관도 작지만 근육이다. 나트륨은 근육을 수축시킨다. 요리에도 이 원리를 응용하는데 생선을 굽기 전에 소금을 뿌리면 살이 부스러지지 않는 이유가 바로 나트륨 덕분이다. 따라서 나트륨을 섭취하면 근육으로 이루어진 혈관이 수축하기 때문에 혈압이 오른다. 그런 염화나트륨이 99.9퍼센트인 정제염을 계속 먹을 수밖에 없었으니 정말 오싹한 일이다. 게다가 이제 와서 소금 섭취를 줄이라고 장려하는 것도

/ 그림 21 / 소금의 성분 사례(건조식품 기준 표시)

(수분 이외 성분을 100%로 표시)

종류	제품명	염화 나트륨	염화 칼륨	마그 네슘	칼슘	수분
고순도염	정제염	99.9	0.00	0.00	0.00	0.0
	식염	99.7	0.30	0.02	0.02	0.1
	알프스 소금	98.7	0.10	0.00	0.00	0.0
	이탈리아 암염	99.9	0.00	0.00	0.02	0.0
병염		99.2	0.30	0.08	0.06	1.6
수입 천일염		97.3	0.04	0.02	0.05	2.4
간수	천염	98.1	0.04	0.47	0.05	6.1
첨가염	일본 이소시오 소금	97.5	0.21	0.31	0.22	3.2
	일본 하카타 소금	98.9	0.06	0.07	0.08	3.9
	일본 만능극락염	98.3	0.27	0.03	0.05	0.3
	일본 바다의 정수 소금	94.5	0.38	0.61	0.25	9.4
	일본 세토 굵은소금	99.2	0.10	0.08	0.06	8.1
	프랑스 게랑드 소금	96.2	0.30	0.58	0.16	9.8
	일본 세토 소금	88.2	9.41	0.37	0.18	5.2
칼륨 고함유염	저납소금	64	15	1.5	0.00	5
	라이트솔트	45.7	53.3	0.00	0.03	0.1

※소금 정보실 홈페이지(http://www.siojoho.com)를 참고로 작성

정말 이상한 일이다.

자연 그대로의 천일염처럼 나트륨, 칼륨, 칼슘 등의 미네랄이 균형 있게 함유된 소금을 섭취한다면 아무 문제도 없다. 다양한 미네랄 중에서도 특히 여분의 나트륨을 배출해주는 칼륨 함유가 굉장히 중요하다.

✦ 암염에는 칼륨이 없다

정제염처럼 칼륨이 거의 없는 소금이 암염이다. 국내에 유통되는 소금을 원료에 따라 나누면 바다에서 나는 해염, 바위에서 나는 암염, 중국 내륙이나 사해에서 나는 호렴이 있다. 암염이란 수억 년 전에 생긴 지각변동 때문에 바닷물이 육지에 갇힌 뒤 수분이 증발해 결정을 이루고 땅속에서 압축된 소금을 말한다.

암염은 세계 소금 생산량의 3분의 2를 차지하는데 일본에서는 생산되지 않고 히말라야산과 유럽산이 유명하다. 암염을 뿌려서 조리하는 독특한 콘셉트의 꼬치구이집도 있다. 이렇게 별미로 즐긴다면 몰라도 매일 먹는 집밥에 쓰는 소금이라면 예부터 먹어왔고 미네랄이 풍부한 해염, 그중에서도 정제하지 않은 천일염이 가장 좋다.

2010년 식용 소금 표시에 관한 공정 경쟁 규약이 제정되어 식염 표시가 통일되었다. 해염, 암염, 호렴 등 원재료 표시가 명확해지고 정의하기 애매한 자연염, 천연염이라는 표시는 금지되었다. 또한 이를 지켜 적정하게 표시한 소금에는 소금 공정 마크가 붙는다. 모쪼록 마트에 진열된 소금의 표시를 꼭 확인하기 바란다(우리나라는 해양수산부령으로 정하는 소금산업진흥법 시행규칙에 따라 생산지, 생산자, 생산년월, 소금의 종류, 소금의 중량을 표시하며 국립수산물품질관리원에서 일정 기준을 충족한 염전을 대상으로 우수 천일염 인증, 생산방식 인증 천일염, 친환경 천일염 인증 마크를 부여한다 – 옮긴이).

5
단 1분 만에 혈압이 떨어진다

사람마다 혈압 정상치는 다르다. 그러니 '연령+90'을 넘었다면 본인의 혈압이 가리키는 숫자가 몸 어딘가에 생긴 이변을 나타내는 신호라고 받아들여야 한다. 숨 쉬기 힘들거나 가슴이 두근거리는 등 걱정스러운 증상이 있다면 의료기관의 도움을 받자. 그러나 당장 신경 쓰이는 증상은 없다면, 지압과 스트레칭으로 구성된 가토식 혈압 대책이 효과적이다.

지압을 하자마자
혈압이 떨어지는 이유

어떤 사람은 '지압만 하는데 그렇게 효과가 좋을까?'라고 미심쩍어할지도 모른다. 하지만 지압에는 뇌를 자극해 자율신경을 조정함으로써 혈압을 자연스러운 상태로 다스리는 효능이 있다.

지압은 중국을 중심으로 발달한 동양의학의 치료법 중 하나다. 동양의학에서는 건강과 관련된 몸의 변화가 모두 기의 흐름 때문에 생긴다고 본다. 기(氣)가 순조롭게 흘러 힘이 가득 찬 상태를 가리켜 활기(活氣)가 넘친다고 표현한다. 이때의

'기'는 몸 안을 흐르는 에너지와 같으며 기가 흐르는 길이 경락(經絡)이다. 그리고 경락의 요소요소에서 기의 흐름을 조절하는 곳을 경혈(經穴)이라고 한다.

동양의학에서는 어떤 자료를 조사하든 '기의 에너지'와 '경락의 흐름'이라는 설명이 나온다. 사실 예전에는 기와 경락이 굉장히 어려운 개념이라고 생각했었다. 하지만 서양의학에 비춰 현대식으로 해석해보니 굉장히 알기 쉬운 면이 많았다.

우선 경혈은 신경이 집중된 곳이라고 볼 수 있다. 뇌는 항상 신체의 정보를 모아 몸 어딘가에 이상이 없는지 확인한다. 뇌의 정보망인 말초신경은 거미줄처럼 몸속 곳곳에 퍼져 있다. 이러한 신경망이 서로 겹치는 곳, 다시 말해 신경이 교차되는 지점이 경혈이다. 교통 흐름이 집중된 곳에서 길이 막히기 쉽듯 신경이 집중된 곳에서는 몸속의 전기 신호도 흐름이 더뎌지기 쉽다. 이때 막힌 길을 뚫고 몸 어딘가에 생긴 이변을 빠르게 뇌에 전달하기 위해 일종의 교통정리를 하는 것이 지압이다.

132쪽의 그림 22를 보자. 지압을 했을 때 찌르르 하고 퍼지는 느낌은 신경을 건드렸다는 증거다. 경혈에 가한 자극 정보는 즉시 뇌로 전달되고 시상하부에서 그 신호를 받아들인다. 뇌의 중심에 위치하는 시상하부는 자율신경의 중추이며 체온,

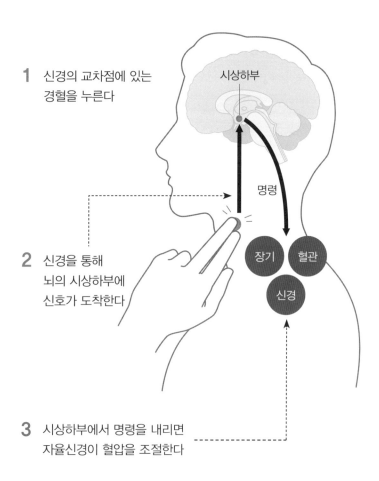

/ 그림 22 / **지압을 하면 혈압이 떨어지는 원리**

1 신경의 교차점에 있는 경혈을 누른다

시상하부

명령

2 신경을 통해 뇌의 시상하부에 신호가 도착한다

장기 혈관

신경

3 시상하부에서 명령을 내리면 자율신경이 혈압을 조절한다

혈압, 식욕 등을 조절한다.

약학을 연구하는 내가 동양의학의 지압에 눈을 돌린 이유는 자율신경이 제 기능을 잃었을 때 서양의학에서는 손을 쓸 방법이 없기 때문이다. 자율신경에 직접 작용하는 약이 없는 것이다. 하지만 지압은 말초신경을 통해 뇌의 자율신경에 직접 영향을 미치는 굉장한 치료법이라는 사실을 알게 되었다. 지압을 통해 막혀 있던 신경의 흐름이 풀려 몸속의 정보가 신속하게 뇌에 도착하면 시상하부가 회복 명령을 내려 우리 몸에 가장 좋은 상태로 혈압을 조절할 수 있다. 강제적으로 혈압을 내리는 혈압약과 다르게 지압은 몸에 부담을 주는 부작용도 없다.

원래 사람의 몸은 제대로만 기능한다면 신체 이상이 질병으로 번지기 전에 자연적으로 치유할 수 있다. 그러니 지압은 우리 몸의 제 기능을 되살리는 스위치일지도 모른다는 데까지 생각이 미쳐 더욱 깊이 연구하게 되었다.

예를 들어 위가 아픈 이유는 위의 상태가 나쁘다는 상황을 뇌가 몰랐기 때문이다. 말초신경에서 수집한 위 점막의 이상 신호를 뇌로 전달하려고 해도 신경망이 막히면 정보 전달이 도중에 멈추고 뇌는 위에 생긴 문제를 감지할 수 없다. 결국 위는 이상이 있다는 사실을 알리는 신호로 통증을 일으킨다. 그러므로 좀 불편한 정도의 신체 이상이 질병으로 악화되기 전에, 이를 예방하는 지압을 꼭 실천하기 바란다.

올바른 지압법의
중요성

지압은 막혀 있던 신경을 뚫어줌으로써 몸 곳곳에 생긴 이변을 신속하게 뇌로 전달해 뇌가 대처하기 쉽게 도와준다. 좀처럼 피로가 풀리지 않거나 위가 약해서 곤잘 배탈이 나고 마음이 안정되지 않거나 잠이 오지 않는 등, 약을 먹을 정도는 아니지만 어딘가 신체 이상을 느낄 때는 지압을 해보자. 제대로 지압할 수 있다면 곧바로 효과를 볼 수 있고 해당 증상도 점점 안정될 수 있다. '제대로 지압할 수 있다면'이라는 전제조건을 단 이유는 경혈을 바르게 지압하지 못하는 사람이 꽤

장히 많기 때문이다.

적당한 곳을 눌러서는 효과가 없다. 온 힘을 다해 꾹꾹 짓누르는 것도 좋지 않다. 경혈을 찾는 열쇠는 뼈에 있다. 경혈은 신경이 교차되는 곳에 있는데, 신경은 굉장히 약해서 뼈의 보호를 받듯이 뼈 안쪽을 지난다. 그러므로 경혈을 찾을 때는 뼈를 더듬어서 그 안쪽으로 손가락을 밀어 넣듯이 눌러야 한다. 찌르르 하는 느낌이 온다면 바로 그곳이 경혈이다. 자세한 설명은 20~21쪽을 참조하자. 뼈가 없는 곳은 'ㅇㅇ에서 손가락 ㅇ개 폭만큼'이라는 설명을 참고로 찾아보자. 지잉 하고 울리는 느낌에 집중하면 경혈을 찾기 쉽다.

경혈 지압의 우수성은 누르는 강도에 따라 효력을 조절할 수 있다는 점에서도 찾을 수 있다. 너무 아파 비명을 지를 만큼 세게 누르면 독이 된다. 하지만 '아프니까 그만!'이라는 생각이 들기 직전, 아프지만 시원한 느낌이 들 정도의 강도로 약 5초간 지압하면 효과가 가장 좋다. '독이 되기 일보 직전에 약이 된다'라는 말이 있는데 이는 약과 경혈 지압이 일치하는 점이다. 매일 똑같은 경혈을 눌러보면서 아픈지 시원한지 확인하면 건강 상태 관리에도 도움이 될 수 있다.

✤ 지압 효과 연구는 진행 중

의료 현장에서도 지압의 효과를 적극적으로 활용하려는 움직임이 있다. 입원 환자가 불면을 호소해서 잠들기 전에 신문(神門)과 백회(百會)를 자극하고 손발이 찬 환자는 족삼리(足三里)와 곡지(曲池)까지 지압했더니 수면 시간이 평균 89분 늘어나고 더 깊이 잠들었다는『일본동양의학』잡지의 기사도 있다. 어깨 결림으로 고생하는 여성들에게 지압과 스트레칭으로 구성된 치료 프로그램을 처방했더니 대상자 전원의 어깨 통증이 줄고 스트레스 호르몬이라 불리는 코르티솔 농도가 감소했다는 간사이대학의 연구 보고도 있다.

최근에는 세계적으로도 지압의 의료 효과를 인정하고 있는 추세이다. 세계보건기구(WHO)는 신경통, 현기증, 눈의 피로 등 47개 질환에서 경혈 자극의 효능을 인정했고 2006년에는 361개 경혈의 위치를 밝힌 세계 기준을 확정했다.

경혈 지압은 약으로는 접근할 수 없는 뇌의 자율신경에 직접 영향을 미치는 데다 즉시 효과를 볼 수 있다. 무엇보다 무료다. 이것이야말로 궁극의 의료가 아닐까? 모쪼록 독자 여러분도 직접 지압 효과를 확인하길 바란다.

폐와 혈관에 작용해서
체질을 바꾼다

경혈 지압은 일시적으로 상승한 혈압을 바로 낮출 수 있다. 하지만 경혈을 지압해도 큰 효과를 느끼지 못하는 사람이 있다. 경혈을 통한 신경 자극만으로는 충분하지 않다는 뜻인데, 이는 뇌가 신체 이상을 감지하지 못해서 혈압이 오른 것이 아니기 때문이다. 이럴 때 원인은 폐와 혈관이다. 폐가 약해져 심폐기능이 저하됐거나 운동 부족 때문에 근육이 뻣뻣해지고 혈관 유연성이 떨어지면서 혈액순환이 나빠진 경우다. 폐와 혈관 때문에 혈압이 올랐다면 경혈을 지압해 뇌가 개선 명령을 내리게 하는 식으로는 혈압을 떨어트리기 힘들다. 혹자는 혈압 상승의 원인이 폐에 있다는 설명을 보고 '혈압은 혈액을 내보내는 심장 문제 아닌가?'라고 생각할 수도 있다. 좋은 질문이다.

✦ 강압 스트레칭은 폐와 혈관에 작용한다

혈액을 온몸으로 순환시키는 중심 펌프는 심장이다. 하지만 심장만으로는 몸속 구석구석에 혈액을 공급하기는 힘들다. 특히 심장에서 먼 손발까지 혈액을 내보내려면 심장이라는 작은 펌프 하나로는 도저히 불가능하다. 이때는 주로 근육이 보조 펌프가 되어 손발 끝까지 혈액을 보낸다. 그런데 또 하나의 중요한 보조 펌프가 폐다. 많이 알려지지 않았지만 폐가 충분히 신축하지 않으면 산소를 가득 머금은 혈액을 심장에서 내보낼 수가 없다. 그러니 고혈압의 근본 원인으로 폐기능 저하를 간과해서는 안 된다는 사실을 이 책을 통해 꼭 전하고 싶다.

미국에서 고혈압이나 심혈관질환, 암에 해당하지 않는 20~90세의 남성 1만 3천953명을 36년간 추적 조사 한 결과, 심폐기능이 좋은 사람은 그렇지 않은 사람에 비해 최고 혈압이 고혈압증 수준에 도달하는 시기가 8년 정도 늦었다는 흥미 깊은 연구 보고가 있다(J Am Coll Cardiol.;64,1245-53,2014).

나이가 들어 폐활량이 줄어들면 뇌와 온몸에 필요한 산소를 원활하게 공급하기 어려워진다. 모든 혈관 안에는 산소량을 측정하는 기능이 있어서 산소 부족을 감지하면 심장의 펌프 기능을 높이라는 신호를 보낸다. 그러면 심장이 더욱 활발하게 움직여 심장박동수를 높임으로써 산소량을 안정시키려고 한다. 혈압이 올라가는 것은 이 과정 때문이다.

혈압이 오르는 배경에 폐기능 저하가 있기 때문에 폐활량을 높여서 산소 공급이 좋아지면 심장이 과도하게 일할 필요가 없고 혈압도 자연스럽게 떨어진다. 그 증거로 많은 운동선수가 저혈압이라는 점을 꼽을 수 있다. 훈련을 통해 폐활량이 늘면 자연스럽게 혈압이 낮아진다. 운동선수만큼은 아니지만 우리도 심폐기능을 활성화시키면 한번에 빨아들이는 산소량이 많아지고 산소 공급 효율이 좋아져 혈압을 낮출 수 있다.

하루 종일 앉아서 일하거나 새우등처럼 잘못된 자세 때문에 움츠러들어 폐기능이 저하됐다면, 강압 스트레칭을 하며 역동적으로 움직임으로써 폐활량을 되돌릴 수 있다.

근육 경직도 잊으면 안 된다. 현대 사회에서는 바쁘고 열심히 사는 사람일수록 운동 부족에 시달리기 쉽다. 운동량이 부

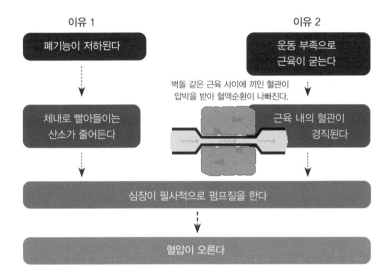

/ 그림 23 / **혈압이 오르는 두 가지 이유**

이유 1

폐기능이 저하된다

체내로 빨아들이는
산소가 줄어든다

이유 2

운동 부족으로
근육이 굳는다

벽돌 같은 근육 사이에 끼인 혈관이
압박을 받아 혈액순환이 나빠진다.

근육 내의 혈관이
경직된다

심장이 필사적으로 펌프질을 한다

혈압이 오른다

족해 잘 쓰지 않으면 근육은 신축성이 나빠져 벽돌처럼 딱딱
해진다. 경직된 근육은 주위를 지나는 혈관을 압박하고 혈액
의 흐름을 방해한다. 혈관은 평활근이라는 근육으로 되어 있
으므로 몸을 움직이지 않으면 혈관도 딱딱하게 굳는다.

이런 상태에서 혈압약을 복용해 혈관을 확장시키려 해도 경
직된 근육이 방해가 되기 때문에 효과를 기대하기 힘들다. 더
군다나 약효가 없다고 복용량을 계속 늘리거나 다른 약과 함
께 복용해 억지로 혈압을 내리면 점점 건강을 해칠 뿐이다.

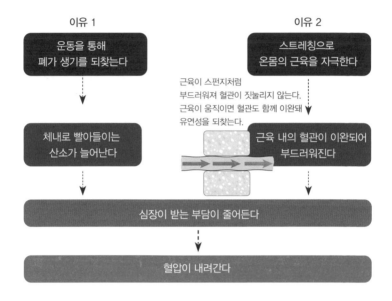

/ 그림 24 / **강압 스트레칭이 효과적인 이유**

이유 1

운동을 통해
폐가 생기를 되찾는다

이유 2

스트레칭으로
온몸의 근육을 자극한다

근육이 스펀지처럼
부드러워져 혈관이 짓눌리지 않는다.
근육이 움직이면 혈관도 함께 이완돼
유연성을 되찾는다.

체내로 빨아들이는
산소가 늘어난다

근육 내의 혈관이 이완되어
부드러워진다

심장이 받는 부담이 줄어든다

혈압이 내려간다

바로 이때 강압 스트레칭이 필요하다. 근육과 혈관이 동시에 늘어났다가 오그라들기를 반복하면 근육이 스펀지처럼 유연해진다. 그러면 수축하면서 압력을 가해도 혈관이 짓눌리지 않기 때문에 혈액순환이 원활해지고 혈압도 가장 알맞은 상태를 유지하게 된다.

✦최고 혈압이 연령+90 이상이면
대사증후군을 의심하라

혈압이 오르는 현상은 폐기능이 저하되고 근육이나 혈관이 경직되고 있다는 중요한 신호다. 폐와 혈관 나이 자가 진단을 반드시 해보길 바란다. 아울러 폐와 근육이 얼마나 건강한지 간단하게 확인하는 다른 방법도 있다.

바로 5초 전속력 달리기다. '겨우 5초?'라고 생각하기 쉽지만 실제로 뛰어보면 걸음이 엉키거나 생각보다 전혀 속도가 나지 않는 현실과 마주할 것이다.

평소에는 걸어서 올랐던 지하철역 계단을 한번에 뛰어올라 보아도 좋다. 시간이 꽤 지났는데도 심장이 계속 방망이질치고 호흡이 안정되지 않는다면 심폐기능과 혈관이 상당히 노화되었다고 볼 수 있다.

필자가 개최하는 스트레칭 교실에도 간단한 동작만 했는데 헉헉거리며 가쁜 숨을 몰아쉬거나 다음 날 엄청난 근육통에 시달리는 사람이 많다. 가벼운 스트레칭을 한 뒤 숨이 차거나 근육통이 생긴다면, 엄격하게 말해서 자신의 몸이 굉장한 '고물'이 됐다는 의미이다. 차는 부품을 교환하면 수리할 수 있지만 사람의 몸은 부품을 교환할 수 없다.

혈액이 쉬지 않고 순환하는 덕분에 내장기관이 정화되고 혈관 내부도 깨끗하게 유지되는 것이다. 유속이 빠른 강은 깨끗하지만 물이 제대로 흐르지 못하는 강은 혼탁해질뿐더러 그대로 내버려두면 하수구처럼 더러워진다. 혈액도 마찬가지다.

'연령＋90' 이상으로 혈압이 올랐다면 혈관에서 깨끗한 혈액이 순환하는 힘이 약해졌다는 뜻이다. 고혈압뿐 아니라 당뇨병, 고지혈증 같은 대사증후군일 가능성도 굉장히 높다.

○

생활습관병의 90퍼센트는
운동 부족이 원인이다

○

생활습관병의 90퍼센트는 운동 부족 때문에 생긴다. 그러니 먹을거리를 두고 이것저것 고민하기보다는 폐활량을 높이고 구석구석 근육을 움직이는 편이 혈관과 신체기능을 직접적으로 정상화시킬 수 있는 효과적 방법이다. 물론 오늘 실천했다고 내일 바로 효과가 나오지는 않는다. 좋아지는 것도 나빠지는 것도 매일 반복된 행동의 결과이기 때문이다.

예를 들어 팔이 어깨 위로 올라가지 않는 '오십견'이라는 증상이 있다. 40세 무렵부터 몸을 적게 움직이는 바람에 5년,

10년 동안 점점 나빠지다가 50세쯤에 증상이 나타나는 탓에 오십견이라고 부르게 되었을 것이다.

비만도 마찬가지다. 지방은 바로 생기는 것이 아니다. 5년, 10년에 걸쳐 조금씩 늘어난다. 젊을 때는 여기저기 바쁘게 돌아다니던 사람이 직위가 올라가 하루 종일 책상에서 일하는 날이 많아지면 운동량이 줄어 비만이 되기 쉽다.

비만 대책으로 식사 조절을 하는 사람도 있지만, 그 어떤 비만도 식사만으로는 해결되지 않는다. 젊을 때는 밥을 몇 공기나 먹어도 살이 찌지 않는 사람이 많다. 하지만 세월이 갈수록 서서히 근육량이 줄고 혈액순환도 나빠지면, 결국 지방이 붙고 생활습관병에 걸린다. 대부분의 사람들이 같은 길을 걷는 상황이다.

우리가 알고 있는 생활습관병 뒤에는 운동 부족이 숨어있다. 하지만 운동 습관을 들이기란 정말로 힘든 일이다. 오늘부터 걷자, 휴일에 조깅을 하자고 결심해도 날씨가 추워지면 몸이 움츠러든다. 피로 때문에 몸이 천근만근 같고 아침 일찍 집을 나서야 하는 출근길도 신경 쓰인다. 결국 아무리 마음을 먹어도 1년 내내 꼼짝 못 하는 것이 현실이다.

✦ 근육만 자극하므로 운동을 싫어해도 된다

운동이 몸에 좋다는 사실은 알지만 막상 실천하지 못하는 것이 사람이다. 사람은 편안하게 살고 싶어 하는 생물이기 때문이다. 그래서 필자가 고안한 '가토식 혈압 대책'은 아무리 바쁜 사람이라도 편하고 부담 없이 실천할 수 있도록 구성했다. 일단 집에서 텔레비전을 보면서도 할 수 있을 만큼 간단하다. 게다가 거의 사용하지 않는 근육을 구석구석 자극한다.

몸을 풀어주는 마사지를 받으면 기분은 좋지만 근육의 표면만 자극될 뿐이다. 근육의 표면이 아니라 관절 주변을 확실히 움직여야만 근육 속까지 자극할 수 있다. 예를 들어 36쪽의 스트레칭을 할 때 등 뒤에서 깍지를 낄 수 없다면 근육 속이 뻣뻣하게 수축되어 있다는 증거다. 하지만 매일 스트레칭을 하면 분명히 사진과 같은 자세를 취할 수 있게 된다.

그런데도 시간을 내기 힘들다면 '바빠서 안 되겠다'며 방치하다가 갑자기 쓰러져 생을 끝내는 사람이 얼마나 많은지 떠올려보자. 필자 역시 한창 정신없이 바쁠 때 쓰러진 뒤에야 건강이 얼마나 소중한지 뼈저리게 느낄 수 있었다. 그 뒤로는 쉬는 시간과 몸을 돌보는 시간 모두가 업무라고 생각을 바꿨다. 24시간 중에서 일정 시간은 업무 약속을 잡듯이 나 자신과의 운동 약속을 만든 것이다. 누구나 이 정도의 마음가짐으로 실천한다면 분명히 계속할 수 있을 것이다.

강압 스트레칭의
놀라운 효과

강압 스트레칭에는 다음과 같은 다양한 장점이 있다.

1 혈압이 정상으로 돌아간다

노화와 운동 부족 때문에 저하됐던 심폐기능이 향상되고 뻣뻣해진 근육과 혈관이 유연성을 되찾으면서 자신에게 가장 알맞은 혈압으로 안정된다.

2 쉽게 피로해지지 않는다

근육을 움직이는 습관이 생기면 뇌로 가는 혈액의 흐름도 좋아진다. 필자도 운동 부족이었던 시절에는 밖에 나가면 굉장히 피곤해지는 탓에 은둔형 외톨이처럼 거의 집에서만 지내곤 했다. 하지만 스트레칭 습관 덕분에 근육이 유연해지니까 일상생활도 활동적으로 변하고 자연스럽게 밖에 나가고 싶어졌다. 낮 동안의 운동량이 많아지면 밤에도 푹 자게 되므로 피로가 쌓이지 않는 선순환 체질이 된다.

3 마음이 안정된다

혈압이 오르기 시작하는 50~60대의 남성은 쉽게 화를 내거나 우울해하는 모습을 보인다. 이러한 증상은 정서 안정에 도움이 되는 세로토닌(Serotonin)이라는 호르몬이 감소하는 현상과 관계가 깊다. 세로토닌 분비를 촉진하려면 배, 등, 엉덩이, 허벅지처럼 큰 근육을 움직이는 것이 중요하다. 스트레칭을 통해 신체의 주요 근육만 움직여도 세로토닌 분비가 활발해진다. 근육의 수축과 이완을 통해 혈액순환이 개선되면 뇌

조직 속 혈액의 흐름도 좋아져 자율신경이 안정되므로 항상 평화롭게 지낼 수 있다.

4 외모가 젊어진다

내장기관과 혈관의 상태는 즉시 외모에 반영된다. 혈액순환이 개선되면 피부색이 좋아지고 머리카락에도 윤기가 생긴다. 강압 스트레칭은 자세 개선에도 굉장히 효과적이기 때문에 등이 곧게 서면서 몸 전체의 실루엣도 슬림해진다.

5 생활습관병과 치매를 예방한다

심폐기능이 향상되면 산소를 몸속 곳곳에 보내는 힘이 강화되면서 뇌의 혈액순환도 좋아진다. 그뿐 아니라 습관적으로 스트레칭을 하면 골격근에서 마이오카인(Myokine)이라는 호르몬도 분비된다. 마이오카인은 고혈압, 동맥경화, 심근경색, 치매 같은 생활습관병을 예방하는 물질로 주목받고 있는데, 분비량을 늘리려면 격렬한 운동보다 매일 조금씩 하는 스트레칭이 효과적이라고 한다.

✦ 강압 스트레칭으로 효과를 본 사람들

H·S 씨, 55세 여성

2개월 뒤 최고 혈압 164 → 110mmHg

최저 혈압 93 → 72mmHg

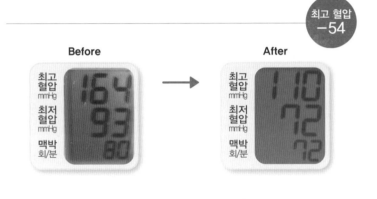

최고 혈압
−54

Before → After

2년 전부터 건강검진만 하면 혈압이 높다는 지적을 받았는데 최근에는 결국 160을 넘겨서 꼼짝없이 매일 혈압약을 먹어야 되나 걱정이 컸다.

그런데 가토 선생님의 강압 지압을 해봤더니 곧바로 효과가 있어서 164였던 최고 혈압이 144가 되었다. 한 번에 20이나 떨어졌다니 정말 놀라웠다(26쪽 참조). 하지만 지압은 근본적인 치료가 아니라는 말대로 다음 날에는 원래 수치로 돌아가 있었다. 그래서 체질까지 개선되는 강압 스트레칭을 시작했더니 일주일 뒤부터 천천히 혈압이 떨어지기 시작했다. 2개월이 지나자 최고 혈압 110, 최저 혈압 72로 최고 혈압이 54나 떨어졌다. 아침에 눈 뜨자마자 기분 좋게 실천할 수 있어서 앞으로도 쭉 할 것 같다.

S·T 씨, 64세 여성

10일 뒤 최고 혈압 153 → 117mmHg
최저 혈압 89 → 76mmHg

최고 혈압
−36

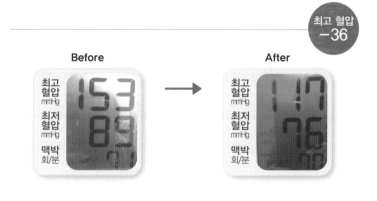

Before → After

지금까지 혈압 걱정과는 인연이 없었는데 어느 날 단골 마사지 숍에서 재보니 최고 혈압이 150대였다. 앞으로 평생 약을 먹는다는 생각에 너무 불안했는데 일단은 내 스스로 노력해보고 싶어서 강압 스트레칭을 시작했다. 한 번에 5분밖에 안 걸리고 방법도 간단해서 별로 힘들지 않았다. 반대로 이렇게 간단한데 과연 효과가 있을지 의심스러웠는데, 스트레칭을 할 때마다 전후의 혈압을 재보면 최고 혈압이 10~20씩 내려갔기 때문에 분명히 잘되리라는 생각이 들었다. 그 외 식사와 생활습관은 평소와 똑같았음에도 열흘 뒤에는 최고 혈압이 110대로 안정되었다.

6

고혈압과
완전히 멀어지는
여덟 가지 습관

혈압강하제는 혈압을 떨어트리지만 두근거림, 기분장애, 현기증, 기립성 저혈압 같은 부작용을 동반하기 마련이다. 따라서 종합적인 건강 상태에 해를 끼칠지 모르는 혈압약보다 식사를 포함한 평소의 생활습관을 바꾸는 편이 훨씬 바람직하고 안전하다. 이번 장에서는 강압 지압, 강압 스트레칭과 함께 실천하면 좋은 생활 속 작은 습관들을 소개한다.

습관 1
혈압강하제는
슈퍼마켓에서 산다

혈압 상승 요인인 나트륨을 배출시키는 영양소는 칼륨이다. 칼륨은 다음 표와 같이 일상생활에서 쉽게 접하는 식재료에 풍부하게 함유되어 있다.

/ 그림 25 / 칼륨을 섭취하기 좋은 식품

[곡류] 정제되지 않을수록 칼륨 풍부	칼륨 함유량
통밀식빵 보통 두께 2장	330mg
호밀식빵 보통 두께 2장	190mg
현미밥 1공기	190mg
[견과류] 가볍게 먹을 수 있는 보급원	
무염 아몬드 20g	148mg
삶은 밤 100g(약 5개)	460mg
땅콩버터 20g	152mg
[생선, 해조류] 바다에서 나는 식품은 칼륨 풍부	
고등어구이 80g(1조각)	392mg
눈퉁멸(내장 제외 2마리)	180mg
황새치구이 100g(1조각)	630mg
생물 봄 가다랑어 100g	430mg
양식 은연어구이 80g(1조각)	368mg
방어구이 80g(1조각)	352mg
건조 톳 5g(1큰술)	320mg
다시마 채 3g	246mg
[육류] 지방이 적은 고기 선택이 중요	
소고기 사태구이 100g	320mg
돼지고기 등심구이 100g	690mg
껍질 제거 닭 가슴살 100g	570mg

[콩류] 대두는 우수한 칼륨 보급원	칼륨 함유량
볶은 대두 100g	2,000mg
삶은 대두 100g	530mg
찐 대두 100g	810mg
낫토 50g(1팩)	330mg
[채소] 효율적인 섭취원 뿌리채소	
삶은 시금치 60g(1/4단)	414mg
껍질 깐 토란 80g(2개)	512mg
껍질 있는 찐 고구마 100g	390mg
찐 감자 100g	330mg
삶은 단호박 100g	480mg
생 참마 100g	590mg
삶은 풋콩 100g	490mg
[과일] 열대 지역의 과일에 풍부	
골든키위 100g(알맹이만 1개)	300mg
바나나 90g(알맹이만 1개)	324mg
멜론 250g(1/4개)	875mg

※1일 칼륨 섭취 기준량: 남성 3,000mg, 여성 2,600mg 이상

※문부과학성 『일본식품표준성분표 2015년판(개정7)』을 기준으로 한 끼당 칼륨 양을 계산

이 표를 보면 채소 중에서도 뿌리채소가 굉장히 효율적인 칼륨 섭취원이라는 사실을 알 수 있다. 반찬으로는 톳, 다시마 같은 해조류와 대두, 낫토 등의 콩류를 추천한다. 간식이나 안주로는 칼륨이 많은 견과류를 섭취하도록 신경 쓰자.

조미료 중에는 식초가 혈압을 떨어트리는 효과가 있다. 고혈압인 사람을 세 그룹으로 나누어 식초 0밀리리터, 15밀리리터, 30밀리리터를 8주 동안 매일 섭취한 결과 식초를 먹은

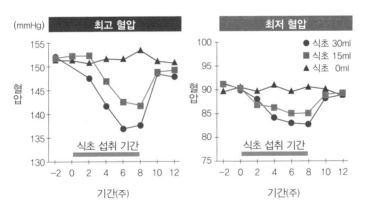

/ 그림 26 / **식초를 섭취했더니 혈압이 떨어졌다**

평균 최고 혈압 152, 평균 최저 혈압 90으로 혈압이 다소 높은 편인 평균 연령 52세의 남녀 57명이 대상이다. 식초 30㎖ 또는 15㎖가 함유된 음료, 식초가 전혀 함유되지 않은 음료를 8주 동안 마시며 실험했다. 식초를 마시지 않은 대조군에서는 의미 있는 혈압 변화가 없었지만 식초 15㎖ 섭취 그룹의 최고 혈압은 약 11mmHg, 식초 30㎖ 섭취 그룹의 최고 혈압은 약 15mmHg 저하되었다.

자료: 식품전문회사 미쓰칸 그룹 본사 중앙연구소

그룹의 혈압이 내려갔고 섭취를 멈추자 원래대로 돌아갔다는 연구 결과가 있다(그림 26 참조). 식초를 1일 15밀리리터(1큰술)만 마셔도 충분히 혈압을 떨어트리는 효과가 있다는 뜻이다. 식초의 주요 성분인 초산이 혈압 상승과 관계된 호르몬이 완만하게 분비되도록 하기 때문이다.

○

습관 2
천연 이뇨제인 차를 마신다

○

예부터 고혈압 치료에는 이뇨제가 사용되었다. 소변을 보면 혈압이 낮아지는 이유를 간단히 알아보자. 혈액을 여과해 항상 깨끗한 상태로 유지할 수 있는 것은 신장 덕분이다. 신장은 촘촘한 여과지처럼 혈액 속에 있는 불필요한 노폐물만 걸러내고, 노폐물은 수분과 함께 방광으로 가서 소변으로 배출된다.

그런데 나트륨이 있으면 수분을 버리지 않고 재흡수하기 때문에 몸속을 순환하는 혈액이 줄지 않아 혈압이 높아진다. 쉽게 예를 들면 비가 내려 수위가 높아진 강물이 기세 좋게 강둑에 부딪치는 상태라고 할 수 있다. 이럴 때 이뇨제를 복용하면 소변을 통해 수분과 나트륨을 배출시키기 때문에 혈압이 떨어지는 것이다.

의약품 이뇨제가 아니더라도 우리 주변에는 천연 이뇨제가 아주 많다. 그중 하나가 커피다. 커피에 함유된 카페인은 이뇨 작용이 뛰어나다. 다만 카페인에는 흥분 작용도 있기 때문에 잠들기 전에는 홍차를 추천한다. 홍차는 흥분 작용이 적을뿐더러 이뇨 작용이 뛰어난 테오필린(Theophylline) 함유량이 높다. 테오필린은 찻잎에 포함된 쓴맛 성분인데 기관지 확장제로서 주로 천식과 기관지염의 약으로 사용된다. 홍차에 함유된 테오필린은 농도가 낮아서 약으로 쓸 만큼 강력하지는 않기 때문에 안심해도 좋다. 완만한 이뇨 효과 외에 감기 기운이 있거나 기침 때문에 숨을 쉬기 힘들 때도 민간요법으로 활용할 수 있다.

안정을 취하며 혈압도 낮추고 싶다면 녹차가 좋다. 녹차에 함유된 테아닌(Theanine) 성분이 뇌의 신경계에 작용해 신경 안정 효과를 발휘하기 때문이다. 낮이든 밤이든 시간에 구애받지 않고 마실 수 있고 뇌 활동을 안정시키므로 고령자에게 좋다.

녹차에는 카테킨(Catechin), 커피에는 클로로겐산(Chlorogenic acid), 홍차에는 폴리페놀(Polyphenol) 같은 항산화 성분도 있다. 이 성분들은 혈관 내에서 혈소판이 응고되는 것을 막아 혈전을 예방하고 과다 섭취한 지방의 대사를 돕거나 혈당치 상승을 억제하는 등 우리 몸에 유익하게 작용한다. 그런 의미에서 식후에 녹차나 커피가 당기는 것은 당연한 현상이라고 볼 수 있다.

습관 3
천연 소금으로 바꾼다

124쪽에서도 설명했듯 정제염의 성분은 대부분 염화나트륨이다. 엄격한 저염식은 필요 없지만 염화나트륨을 너무 많이 섭취하는 것은 피해야 한다. 나트륨은 몸속에서 수분을 끌어 모으는 성질이 있는 만큼 과다 섭취하면 혈압이 오르기 때문이다.

내가 집에서 요리할 때는 오키나와의 소금인 '누치마스'를 애용한다. 21종의 미네랄이 들어있는데 특히 나트륨을 배출시키는 칼륨 함유량이 풍부하다. 일반적인 소금은 100그램당 칼륨 함유량이 160밀리그램인 데 반해 누치마스는 960밀리그램으로 6배나 많다. 실제로 고혈압인 실험용 쥐에게 누치마스를 투여했더니 나트륨 배출 기능이 거의 1.8배나 향상됐다는 실험 결과도 있다.

소금을 구입할 때 성분 표시를 살펴서 칼륨 함유량이 높은 제품을 고르는 습관도 혈압을 내리는 생활의 지혜다. 바다에서 난 천일염이 좋은데 암염이나 정제염은 칼륨이 거의 없어서 평소에 쓰기에는 적합하지 않기 때문이다. 맛있게 먹으면서 칼륨도 섭취할 수 있도록 현명하게 소금을 선택하자.

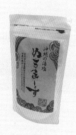

세계 최고로 미네랄이 많은 소금 누치마스
우리 집은 누치마스를 애용하는데 일본의 최남단 지역인 오키나와에서 생산하는 소금이다. 전 세계에서 미네랄이 가장 풍부한 소금으로 기네스북에 올랐다.

습관 4

육류를 섭취해
혈관과 근육의 젊음을 되찾는다

고혈압의 원인은 거의 90퍼센트가 운동 부족이다. 운동량이 부족해 근육과 혈관이 뻣뻣해지고 심폐기능이 저하되면서 심장이 펌프질하는 힘을 높여야 하기 때문에 발생한다. 그런데 근육과 혈관의 건강을 위해서는 나머지 10퍼센트를 차지하는 식사에도 주의를 기울여야 한다. '이제 나이도 있으니 채소 중심으로 가볍게 먹겠다'는 사람이 많은데 이런 식습관이야말로 근육이 부족해지는 원인이다.

필자의 경우, 40대 후반부터 집필 의뢰가 많아지면서 집에

틀어박혀 글쓰기에만 집중하는 생활을 한동안 이어갔다. 당연히 만성적인 운동 부족에 빠졌고, 그때는 채소와 찜 종류가 입에 맞아서 고기 생각은 거의 나지 않았다. 그런데 몸이 상해서 고생한 뒤 다시 건강을 관리하려고 업무 일정에 운동을 넣자 완전히 달라져서 고기가 먹고 싶어졌다. 운동을 시작했더니 단백질이 당기는 것을 보며 인체란 정말 빈틈없이 영양 상태를 파악한다는 생각에 감탄스러웠다.

이런 일을 겪으며 고기를 멀리하는 것은 노화가 시작되는 신호라는 생각이 들었다. 노화란 나이가 전부는 아니다. 사람의 몸은 잘 움직일수록 허기를 느끼는 법이다. 근육을 사용하고 자극하면 손상된 부분을 회복시키기 위해 영양소가 풍부한 고기가 먹고 싶어진다.

따라서 육류를 피하는 것은 좋지 않은 신호다. 몸의 90퍼센트는 물과 단백질로 이루어진다. 새로운 세포의 재료인 단백질이 필요 없다는 것은 죽어가는 세포가 더 많다는 뜻이다. 의외겠지만 장수하는 일본인은 공통적으로 동물성 단백질 섭취량이 평균 이상이라는 보고가 있다(그림 27 참조). 고기를 씹을 수 있을 만큼 이가 튼튼한 것도 노화와 멀어지는 요인 중 하나다.

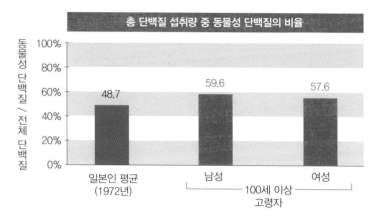

/ 그림 27 / 100세 이상 고령자는 단백질을 충분히 섭취한다

총 단백질 섭취량 중 동물성 단백질의 비율

1972~1973년에 100세를 넘긴 고령자 100명을 대상으로 영양 상태를 조사
했다. 전체 단백질 섭취량 중 동물성 단백질 섭취량을 비교했더니 일본인 평균
보다 고령자 쪽이 더 많았다. 결론적으로 장수하는 사람은 육식을 즐긴다는 사
실을 알 수 있다.

자료: Nutrition and Health.;8,165-175,1992

'고기나 계란을 너무 많이 먹으면 콜레스테롤 수치가 올라
가지 않을까?' 하고 걱정하는 사람도 있다. 하지만 콜레스테롤
은 걱정할 필요가 없다. 2015년에 발표된 후생노동성의 식사
섭취 기준에서도 콜레스테롤 섭취 기준은 제외되었다.

예전에는 국민 건강 유지와 생활습관병 예방을 위해 콜레스
테롤 섭취 목표량을 정했지만, 2015년에는 목표량 설정에 필
요한 과학적 근거가 충분하지 않다며 관련 항목을 완전히 없

앤 것이다.

애초에 체내에 있는 간에서도 콜레스테롤을 만든다. 콜레스테롤은 우리 몸에 없어서는 안 될 세포막, 호르몬, 비타민 D를 만드는 소중한 재료이기 때문에, 콜레스테롤 없이는 살아갈 수 없다. 만약 콜레스테롤이 나쁜 성분이라면 몸속에서 만들 필요가 있을까? 콜레스테롤에게 감정이 있다면 2015년의 후생노동성 발표 덕분에 억울한 죄가 풀려서 기뻤을 것이다.

육류에는 근육과 혈관을 유연하게 재생성하는 재료인 단백질이 풍부하기 때문에 건강과 정상적인 혈압 유지에 필수적이다. 우울증 예방에도 고기가 필요하다. 감정을 안정시키는 뇌내 호르몬인 세로토닌이 부족하면 우울증이 발병한다고 알려졌는데 세로토닌의 원료인 트립토판(Tryptophan)이라는 아미노산은 체내에서 만들 수 없다. 그러므로 트립토판 함유량이 높은 육류를 먹어야 한다.

육류 중에서는 돼지고기를 추천한다. 밭에서 나는 고기라고 불리는 대두에도 트립토판이 함유돼 있지만 세로토닌을 만들려면 트립토판뿐 아니라 비타민 B6도 필요하다. 한번에 두 가지를 모두 섭취할 수 있는 돼지고기는 마음을 건강하게 만들어주는 육류다. 돼지고기는 피로 회복과 다이어트에도 도움이 된다. 과다 섭취한 당질을 빠르게 에너지로 바꿔주는 비타민

B1 함유량이 소고기의 13배인데, 양파나 마늘에 함유된 알리신(Allicin)과 만나면 비타민 B1의 흡수가 더욱 빨라진다. 피로 회복에는 돼지고기 생강양념 구이에 양파나 마늘을 곁들이는 식단이 굉장히 좋다. 특히 살코기에는 철분과 미네랄이 풍부해서 버릴 곳이 없다. 위에서 꼽은 영양소를 흡수하면 건강 유지에 굉장히 좋으므로 혈관뿐 아니라 온몸의 노화 방지를 위해서도 돼지고기를 추천한다.

습관 5
뇌에 작용하는 강압 아로마로
마음의 피로를 푼다

가토식 혈압 대책으로 소개한 강압 지압처럼 뇌에 직접 작용하는 것이 아로마테라피이다. 아로마테라피라고 하면 "향기 맡으면서 쉬는 거죠?"라는 사람이 여전히 많다. 하지만 아로마의 효과는 정말로 대단하다.

아로마는 후각을 통해 직접적으로 뇌에 접근한다. 특히 감정을 조절하는 효과가 있다고 밝혀졌다. 약학에서 약을 쓰기 가장 어려운 것이 마음의 병이라고 하는데 아로마테라피라면 가능하다.

지압은 혈압에 생긴 이상과 통증을 뇌에 알려서 정상적인 상태로 되돌려준다. 아로마는 불안, 걱정, 초조함, 기분 저하, 자율신경실조증 등 정신적인 문제에 효과를 발휘한다. 그런데 혈압 상승에는 불안과 스트레스처럼 정신적인 부분도 관련이 깊다.

그림 28처럼 아로마는 후각을 통해 순식간에 대뇌로 들어가 자율신경을 관장하는 시상하부에 신호를 보낸다. 신호를 받은 시상하부는 흥분 상태인 교감신경을 안정 상태인 부교감신경으로 바꿔주기 때문에 혈압이 내려간다.

일반적으로 피로를 느끼면 숲이나 온천에 가고 싶어지는데 이런 심리는 마음의 피로를 알리는 신호다. 긴장과 피로가 쌓였을 때 사람은 편히 쉴 수 있는 환경을 원하고 그 향기를 맡으며 치유를 받고 싶어진다.

현대인 특유의 피로, 긴장, 불안감을 느낄 때 뇌에 직접 작용할 수 있는 효과적인 치료약이 아로마다. 아로마 오일은 130~150가지가 있는데 그중에서 혈압을 안정시키는 향을 소개한다. 사람은 자신에게 필요한 향을 맡았을 때 호감을 느끼게 마련이다. 뇌의 피로가 심한 사람은 라벤더, 몸의 피로가 심한 사람은 나무 내음인 사이프러스를 좋은 향이라고 느낀다. 따라서 본인의 마음에 든 향이 누구에게나 좋다고 단정 지

/ 그림 28 / 아로마로 혈압이 내려가는 원리

1 아로마의 향기 분자를
후각이 감지한다.

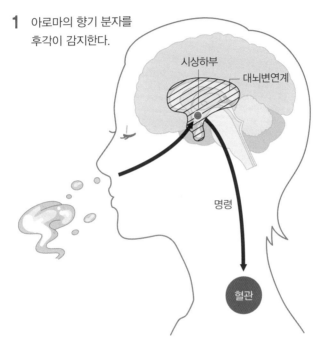

시상하부

대뇌변연계

명령

혈관

2 본능을 관장하는 대뇌변연계
→ 본능의 사령탑인 시상하부로 전달된다.

3 시상하부가 자율신경에 명령을 내려
혈관을 신축시키고 혈압을 조절한다.

을 수는 없으니 주의하자. 몇 가지 향을 준비해놓고 그날그날 더 끌리는 향을 선택해 매일 활용하면 몸과 마음의 안정과 기분 전환에 도움이 될 것이다.

✦ 혈압 조절에 효과적인 아로마

라벤더

주성분: 아세트산리날릴.

효과: 자율신경 안정, 진정 작용, 뇌의 피로 회복.

작용: 안정감을 주는 호르몬인 세로토닌 분비를 촉진시켜 혈압 안정.

사이프러스

주성분: 알파피넨.

효과: 심신 안정, 혈관 확장에 따른 혈압 강하.

작용: 부교감신경을 자극해 심신을 안정시키며 혈관 확장 작용.

일랑일랑

주성분: 페네틸알코올.

효과: 심리적 안정, 진정 작용.

작용: 신경 흥분을 억제해 혈압 강압.

만다린

주성분: 리모넨.

효과: 기분 전환, 소화 촉진, 긴장 완화.

작용: 교감신경을 진정시켜 혈압을 안정적으로 유지.

페티그레인

주성분: 리날로올, 아세트산리날릴.

효과: 높은 안정 효과, 스트레스 완화.

작용: 교감신경을 억제하고 세로토닌 분비를 촉진해 혈압
　　안정.

✤ 추천 활용법

머리맡에 놓기

티슈나 손수건에 마음에 드는 아로마 오일을 3방울 떨어트려 머리맡에 놓는다. 거리를 조절해 향의 강도를 맞추자.

입욕제 만들기

천연 소금 30그램을 그릇에 넣고 좋아하는 아로마 오일을 3방울 떨어트려 나무젓가락으로 잘 저은 뒤 욕조에 넣는다.

습관 6

간단하게 혈압을 내리는 좌선 호흡법

혈압은 마음의 상태와도 굉장히 관계가 깊다. 고혈압과 관련된 용어 중에서 '백의고혈압'이라는 말이 있다. 집에서 혈압을 재면 정상인데 병원 진찰실에서 재면 혈압이 높아지는 현상을 지칭하는 말이다. 의사나 간호사 앞에 앉기만 해도 긴장하거나 기다리는 동안 병에 대해 생각하다가 점점 불안하고 초조해지는 심리가 원인이라고 알려져 있다.

자율신경에는 가속 장치에 해당하는 교감신경과 제동 장치에 해당하는 부교감신경이 있다. 열심히 사는 사람은 하루 종일 가속 장치를 밟으며 일을 하는 것과 같다. 주부들도 집안일과 아이 돌보기로 쉴 틈이 없다. 이처럼 온종일 교감신경이 활성화되면 당연히 혈압이 오른다.

이때 가속 장치와 제동 장치를 적절하게 조절하는 방법이 좌선 호흡법이다. 스트레스를 완화하거나 마음을 진정시키고 싶을 때 좌선 호흡을 하면 가속 장치인 교감신경이 억제되고 제동 장치인 부교감신경이 활성화된다. 호흡법에 지압 효과가 더해지면 마음과 몸이 함께 안정되고 자연스럽게 심장 운동이 진정된다. 혈액이 천천히 흐르면 혈압도 떨어진다. 전철 안이나 쉬는 시간에 틈틈이 실천해보자.

✦ 좌선 호흡 방법

1. 의자에 앉아 어깨 힘을 빼고 등을 쭉 편다.
2. 양손을 포개서 손바닥의 중심을 관원(關元, 배꼽에서 손가락 4개 폭만큼 아래에 있는 경혈)에 댄다.
3. 복식 호흡을 한다. 배를 부풀리면서 10초 동안 코로 숨을 들이마신다.
4. 관원을 가볍게 눌러 배를 홀쭉하게 만들면서 20초 동안

입으로 숨을 내뱉는다. 양손으로 경혈을 누르면서 몸을 조금 앞으로 기울이면 호흡하기 편하다. 5~30분 동안 계속한다.

습관 7
남자는 소리치고
여자는 수다를 떤다

몸의 피로 회복에는 잠이 최고다. 마음의 피로 회복에는 발산하는 것이 제일이다. 스트레스를 받았다면 어떻게든 밖으로 내뱉어보자. 예를 들어 새끼발가락을 가구에 부딪쳤다면, 꾹 참기보다 "으악! 아파!" 하고 소리를 지르는 편이 훨씬 덜 아프다.

그런데 남성과 여성은 스트레스를 발산하는 방법이 전혀 다르다. 남성은 "으아악!" 하고 소리치는 방법이 효과적이다. 노래방에서 목청껏 노래를 부르거나 장소는 제한적이지만 어딘가에서 "이 멍청아!" 하고 크게 소리 지르는 것도 상당히 효과가 있다.

한편 여성은 다른 사람에게 말하는 방법이 더 좋다. "오늘 진짜 이상한 일 있었어. 한번 들어 봐." 하고 말을 꺼냈을 때 상대가 "맞아, 그 기분 알지." 혹은 "진짜 힘들었겠다." 하며 그저 들어만 줘도 기분이 풀린다. 마음이 통하는 동성 친구와 수다를 떨며 스트레스를 발산하자. 참고로 남자 친구나 남편에게 공감을 바라면 헛수고로 끝날 확률이 높다. 남성은 해결 지향적인 성격이 많기 때문에 "이렇게 하면 되잖아?" 하고 조언을 한다. 그저 조용히 듣기만 하면 되는데 남자는 그게 잘 안 된다. 최악의 경우 "그건 당신이 잘못했네." 같은 말을 해서 불필요한 싸움으로 번질 수도 있으니 모쪼록 대화 상대를 잘 선택하자.

도저히 못 참겠다는 생각이 들 때 도움이 되는 대처법이 얼마나 있는가? 후보 목록이 많을수록 스트레스에 강해진다. 언제든 이야기를 들어줄 마음 맞는 친구, 단골 노래방, 해 질 녘에 찾아가 "이 바보 멍청아!" 하고 소리 지를 수 있는 장소처럼 즉시 활용할 수 있는 스트레스 발산 방법을 찾아두자.

습관 8
아침과 밤에
혈압을 잰다

이 책에서 소개한 강압 지압과 강압 스트레칭을 비롯해 다양한 방법들을 실천할 때는 효과를 확인하기 위해서라도 꼭혈압 측정을 하길 바란다. 아침에는 누구나 혈압이 높다. 반면밤에는 자율신경 중 부교감신경이 활성화되기 때문에 혈압이떨어진다.

이처럼 혈압은 외부 환경 변화에 영향을 받으므로 아침과밤에 한 번씩, 하루 두 번 혈압 측정하자. 아침에 혈압이 높았어도 밤에 떨어졌다면 본인의 기본 신체 리듬이라고 판단해도 좋다.

술을 마시거나 목욕을 한 다음은 피하는 편이 좋다. 혈관이 확장되면서 혈압이 떨어지기 때문에 올바른 수치가 나오지 않기 때문이다. 화장실을 참고 있거나 외출하기 전에 허둥지둥 움직일 때는 혈압이 오르기 쉬우므로 안정된 환경에서 측정하자.

혈압은 가만히 앉아서 심장 높이에 있는 팔을 측정하는 방법이 기본이다. 매일 같은 시간 같은 조건에서 혈압을 재고 기록하자. 가정용 혈압측정기 설명서에는 보통 왼쪽 팔을 권장하는데 오른쪽이 조금 높은 사람도 있다. 걱정이 된다면 좌우를 모두 재면 된다.

혈압약을 복용할 때 최고 혈압이 130이었다가 약을 끊은 뒤에 150으로 오르기도 한다. 그렇더라도 일상생활에 지장이 없고 가슴이 두근거리는 등의 걱정되는 증상도 없다면 150이 원래 본인에게 맞는 혈압일지도 모른다. 그 수치가 '연령+90' 범위 내에 있다면 더욱 안심할 수 있다.

특별한 증상은 없지만 최고 혈압이 '연령+90' 이상인 사람은 강압 지압과 강압 스트레칭을 계속해보자. 혈압과 함께 몸 상태와 특이 사항을 기록해두면 효과를 더욱 확실히 느낄 수 있다.

누구나 스스로
치유할 수 있는 힘이 있다

이 책에서는 고혈압이라는 말과 숫자에 휘둘리지 않길 바라는 마음을 전했다. 혈압 측정 결과 고혈압이라는 사실을 알았을 때 의사는 혈압약 복용을 권하고 서점이나 인터넷에는 저염식이 가장 중요하다는 정보가 넘쳐난다. 하지만 그런 생각에서 한 발짝 떨어져 나와 스스로 해볼 만한 일이 많다는 사실을 깨닫기 바란다.

아직 자가 치료로 대처할 수 있는 단계인데 성급하게 혈압약에 의존해 혈압을 내리면 어지럽고 머리가 멍해지며 의욕을 잃는 등의 부작용 때문에 힘들어질 수 있다. 그저 나이를 탓하며 혈압약의 부작용조차 무심히 받아들이면, 몸이 점점 노화되어 남은 삶을 헛되게 만들 수도 있다.

물론 위험한 고혈압 유형에는 꼭 주의를 기울이기 바란다. 최근 며칠 동안 급격하게 혈압이 올랐다거나 가슴이 심하게 두근거리는 등의 증상은 몸에서 구조 요청을 보내는 것이다. 이때는 지체 없이 의사의 진단을 받아야 한다.

핵심은 혈압이 높다고 해서 바로 백기를 들며 의료에 의존하기보다는 '그래, 지금까지 여러 모로 게을렀던 탓인가 보다. 오늘부터 내가 할 수 있는 방법으로 어떻게든 혈압을 조절해보자.' 하는 마음으로 대처하는 게 중요하다는 것이다.

24시간 365일 우리의 몸 구석구석으로 영양소를 듬뿍 머금은 혈액을 공급하는 심장. 크게 부풀었다가 작아지면서 산소를 내보내는 폐. 혈액을 운반하는 혈관. 그 혈관을 펌프질하는 근육. 이러한 신체기관의 힘을 저 밑바닥에서 끌어올리는 비장의 무기가 강압 스트레칭이다.

한편 스트레스 없이는 살아갈 수 없는 일상생활 속에서 초조한 마음이 가라앉지 않거나 화가 차올랐을 때는 강압 지압으로 즉시 대처할 수 있다. 혈압약에 의존하지 않아도 대처 방법이 아주 많은 셈이다.

소금보다 운동 부족이 훨씬 무섭다는 점도 잊지 말자. 운동을 하지 않으면 신체 기능이 점점 떨어져 타고난 자연 치유력과 자율신경 조절 능력이 약해진다.

바쁜 현대인에게 매일 조깅을 하자는 둥의 무리한 해결책을 제시하지는 않는다. 스포츠센터에서 강도 높은 운동을 하지 않아도 거실에서 텔레비전을 보거나 잠깐 시간이 비었을 때 바로 실천할 수 있는 간단한 방법을 엄선해서 소개했다. 마음 먹고 열심히 해야 하는 운동이 아니라 생활 속에서 짬짬이 실천하면 마음이 편해지고 온몸이 풀리면서 '그래, 오늘도 힘내자!' 하고 활력이 솟는 동작들이다. 매일 꾸준히 하다 보면 혈압이 적정 수준으로 떨어질 뿐만 아니라 생생한 활기도 되찾을 수 있을 것이다.

잘못된 생활습관 때문에 생긴 생활습관병은 일상생활에서 개선하는 것이 가장 바람직하다. 잠깐 흐트러진 건강을 약에 의존하지 말고 스스로 바로잡아 보자. 누구든 스스로 치유할 힘을 타고난다는 사실을 모쪼록 직접 경험하기 바란다.

가토 마사토시

하루 5분,
약을 쓰지 않고 혈압을 낮추는 방법

초판 1쇄 발행 2018년 4월 14일
개정 1판 1쇄 발행 2023년 6월 13일

지은이 가토 마사토시
옮긴이 이선정
펴낸이 신경렬

상무 강용구
책임편집 송규인
기획편집부 최장욱
마케팅 신동우
디자인 박현경
경영지원 김정숙 김윤하
제작 유수경

펴낸곳 ㈜더난콘텐츠그룹
출판등록 2011년 6월 2일 제2011-000158호
주소 04043 서울시 마포구 양화로 12길 16, 7층(서교동, 더난빌딩)
전화 (02)325-2525 | **팩스** (02)325-9007
이메일 book@thenanbiz.com | **홈페이지** www.thenanbiz.com

ISBN 979-11-982928-3-4 (13510)

혈압 그 자체는 질환이 아니다

혈압은 폐와 혈관의 나이,

그리고 현재 우리 몸의 상태를 알려주는 신호다.

혈압을 어떻게 다뤄야 하는지 정확히 이해하고

하루 5분만 제대로 움직인다면

혈압약과 저염식에 휘둘리는 스트레스에서

틀림없이 해방될 수 있다.